Relax
Quickies

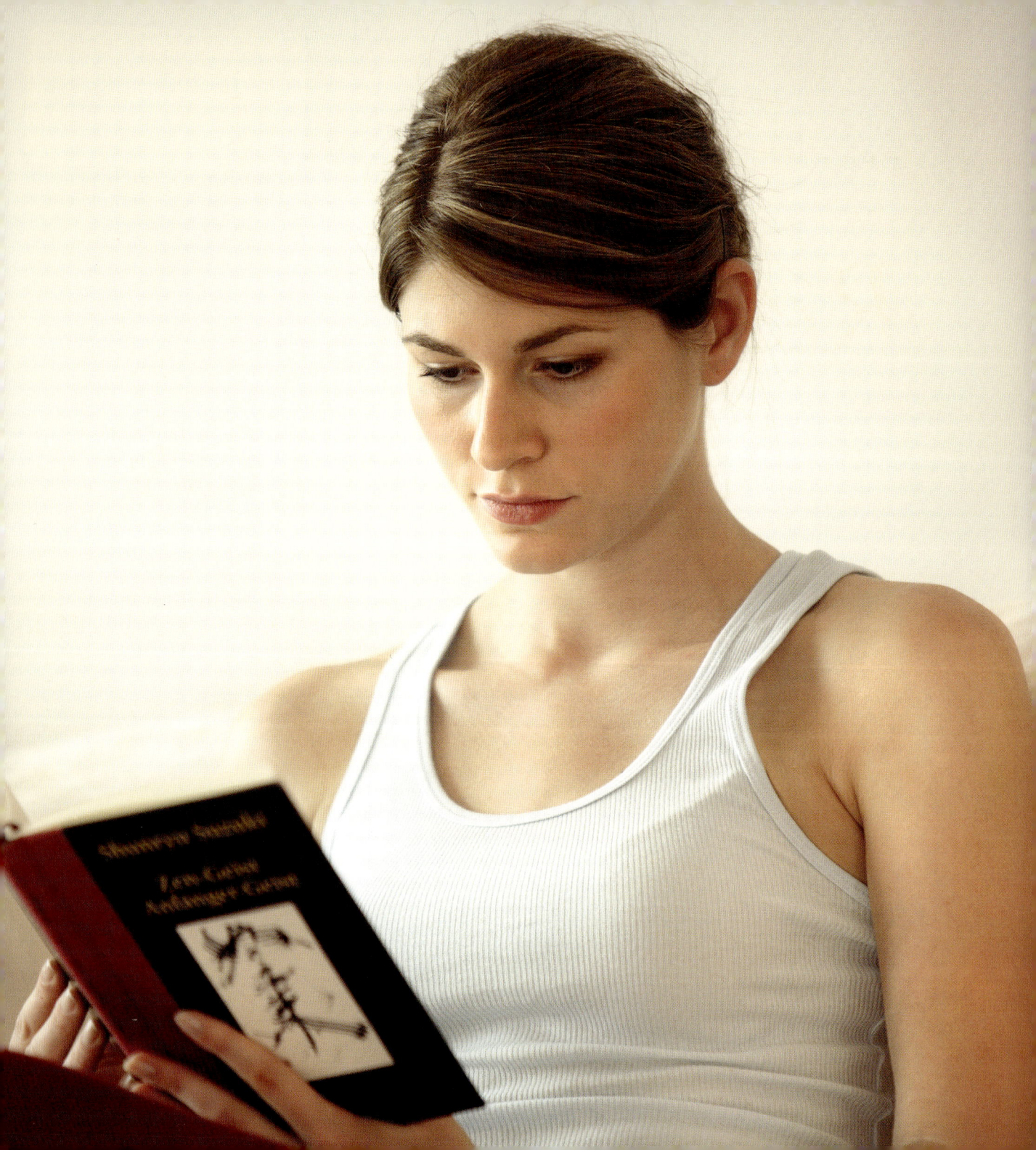

BABETTE GEIGER

Relax
Quickies

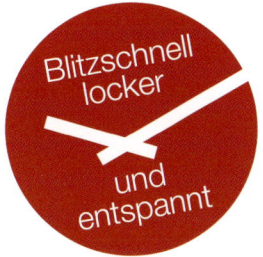

Blitzschnell
locker
und
entspannt

Inhalt

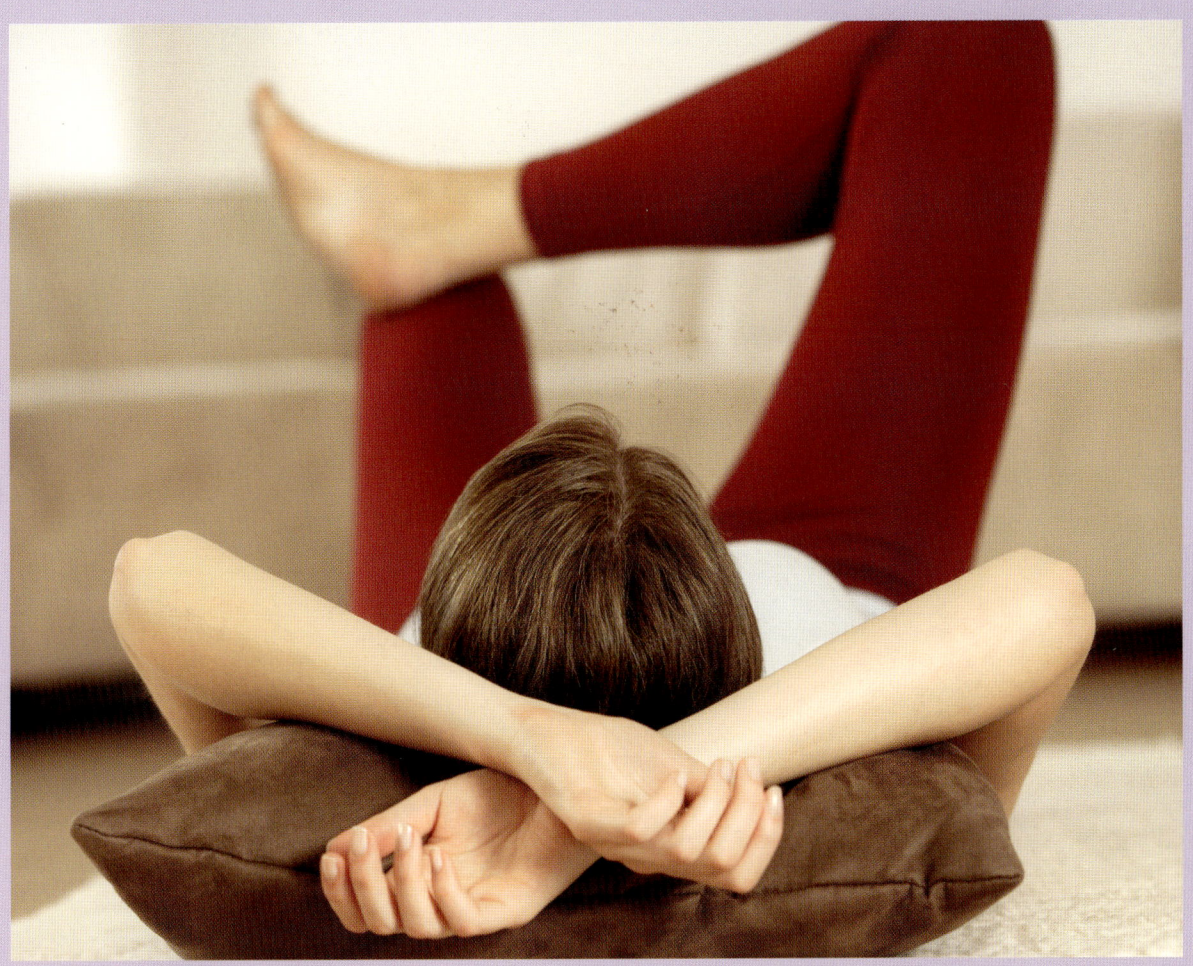

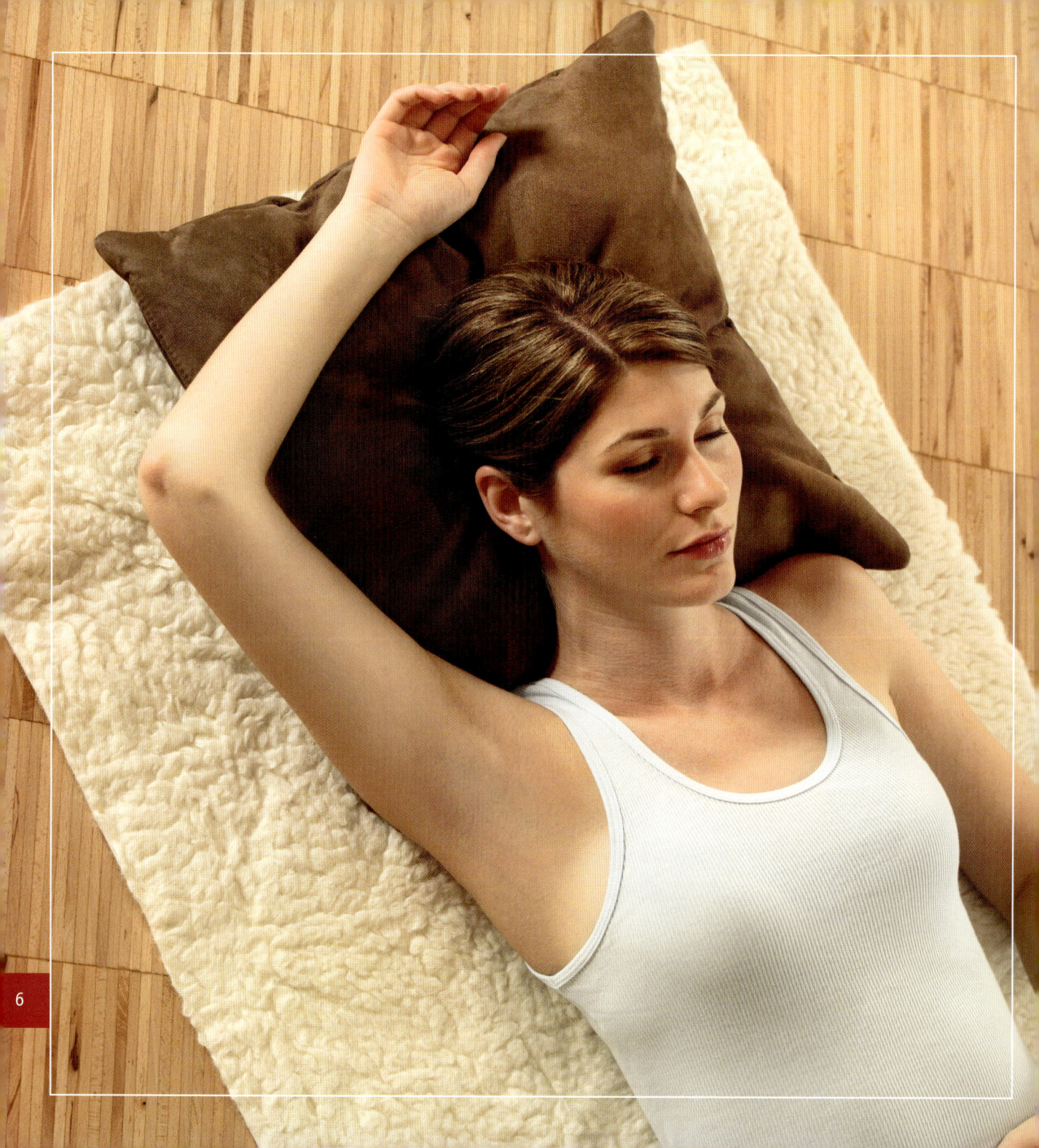

Relax-Quickies:
Stress muss nicht sein

Stress ist natürlich ... aber nicht gesund

Das Leben vieler Menschen scheint heute nur noch aus endlosen To-do-Listen zu bestehen. Wir eilen von einem Termin zum nächsten, versuchen Arbeit, Familie und Haushalt unter einen Hut zu bekommen und stellen immer wieder fest, dass schon wieder ein Monat vorüber ist, ohne dass wir wirklich viel davon gehabt hätten.

STRESS IN ALLEN LEBENSLAGEN

Die Folgen einer solchen ständigen Überlastung sind Stress und Burnout. Sie sind schon lange nicht mehr nur ein Problem von Workaholics, die lediglich für ihre Arbeit leben und am liebsten 20 Stunden am Tag im Büro verbringen würden. Das hohe Tempo unseres modernen Lebens macht vor niemandem Halt, und vom Schulkind bis zum Rentner kennt praktisch jeder die eine oder andere Form von Stress.

Der Stress muss dabei nicht einmal von der Arbeit oder bevorstehenden Prüfungen herrühren: Der Versuch, auch noch die Freizeit mit möglichst vielen, möglichst tollen Aktivitäten zu füllen, kann ebenso schnell zur unangenehmen Belastung werden – zum Freizeitstress eben, der auch noch unsere letzten Ruhepausen mit Hektik füllt.

Zeit, zu entspannen

Entspannung tut also Not! Doch bei all unseren Verpflichtungen fehlt uns dafür leider meist die Zeit. Und damit fehlt uns auch die Zeit, uns um das zu kümmern, worauf es *wirklich* ankommt: nämlich um uns selbst.

Die Übungen in diesem Buch sollen Ihnen dabei helfen, effektive kleine Entspannungs-Pausen in Ihren Alltag zu integrieren – auch wenn Ihr Zeitplan noch so voll ist. Keine Sorge: Die Entspannung soll dadurch nicht noch zu einer weiteren Aufgabe werden, die Sie in kürzester Zeit irgendwie erledigen müssen. Ganz im Gegenteil! Relax-Quickies sollen ein Ausgleich sein, mit dem Sie zwischendurch immer wieder Spannungen abbauen können – und sie sollen Ihnen dabei helfen, immer öfter schnell und einfach etwas für Ihr Wohlbefinden zu tun.

STRESS UND BURNOUT

Obwohl Stress und Burnout oft im selben Atemzug genannt werden, bedeuten sie nicht dasselbe. Stress an sich ist keine Krankheit, sondern nur die Reaktion des Körpers auf belastende Umstände. Diese Stressreaktion sorgt dafür, dass der Körper in Sekundenschnelle bereit zum Handeln ist.

Stress in unserer Zeit

Während in früheren Zeiten die häufigsten Stress-faktoren konkrete Gefahren waren, wie Feinde oder wilde Tiere, auf die mit Flucht oder Kampf reagiert werden konnte, sind viele Stressfaktoren der heutigen Zeit weitaus komplizierter zu bewältigen: ein hohes Lebenstempo, Konkurrenz am Arbeitsplatz, ständiger Lärm oder Beziehungsprobleme lassen sich oft nur mit viel Energie- und Zeitaufwand be-kämpfen oder umgehen.

Zum Problem wird Stress, wenn er über längere Zeit andauert und nicht durch ausgedehnte Phasen der Entspannung ausgeglichen wird. Er kann dann zu vielen unterschiedlichen Beschwerden wie Ner-vosität, Angstgefühlen, Konzentrationsstörungen, Gereiztheit oder Schlafstörungen führen.

Auftreten von Beschwerden

Stress ist vor allem von äußeren Faktoren ab-hängig – sobald sie sich verändern, lassen in der Regel auch seine negativen Folgen nach. Schwieri-ger ist die Situation, wenn sich durch andauernde Überlastung bereits ein Burnout-Syndrom entwi-ckelt hat. Unter diesem »Ausgebranntsein« leiden heute immer mehr Menschen, und es bringt eine Vielzahl von psychosomatischen Beschwerden mit sich: von ständiger Erschöpfung und Müdigkeit über Niedergeschlagenheit, Kopfschmerzen, Schlaf- und

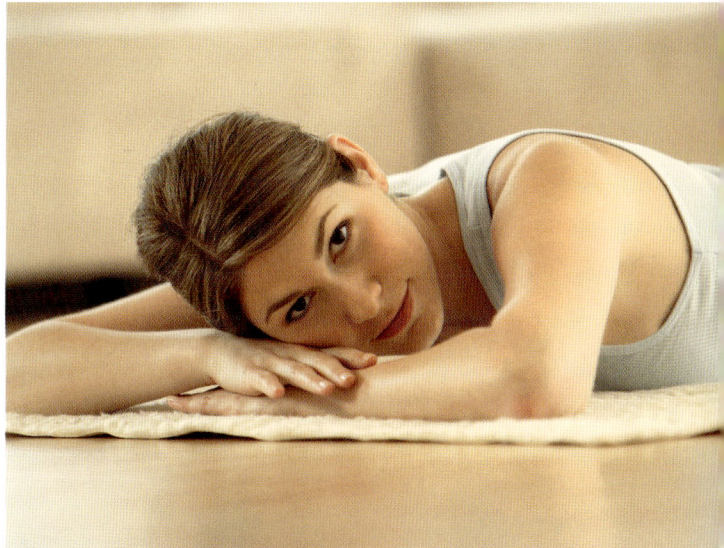

Lassen Sie nicht zu, dass Stress Ihr Leben bestimmt. Nehmen Sie sich wieder mehr Zeit für sich selbst.

Verdauungsstörungen, Gedächtnisstörungen, Kreis-laufproblemen und Tinnitus bis hin zur Schwächung des Immunsystems und akuten Infekten.

Beim Burnout-Syndrom kommt erschwerend hinzu, dass die Betroffenen sich immer stärker in sich selbst zurückziehen und es ihnen schwerfällt, Hilfe von außen zu suchen oder anzunehmen. Dabei betrifft es vor allem Menschen, die selbst einmal viel Engagement und Hilfsbereitschaft aufgebracht haben. Bei Überlastung, ständiger Frustration und zu hohen Erwartungen (auch an sich selbst) kann diese Leistungsbereitschaft jedoch dazu führen, dass die Betroffenen ihre Kräfte so lange verausga-ben, bis sie kaum noch für die eigenen Bedürfnisse ausreichen – vor allem, wenn sie nur schwer »Nein« sagen und Grenzen setzen können.

Loslassen, was die Seele belastet

Stress und Hektik machen sich nicht nur in körperlicher Hinsicht bemerkbar. Sie belasten ebenso sehr die Psyche und führen schließlich dazu, dass wir uns niedergeschlagen und mutlos fühlen und oft keine rechte Freude bei dem empfinden, was wir täglich tun.

Umgekehrt können auch psychische Belastungen wie Sorgen, Ängste oder Grübeleien zu echten Stressfaktoren werden, die viel Kraft kosten und das Leben noch anstrengender machen, als es ohnehin schon ist. Da diese Stressfaktoren nicht von außen kommen, sondern in unserem eigenen Kopf stecken, sind sie oft sogar noch schwieriger zu bewältigen als der Stress am Arbeitsplatz, im Stadtverkehr oder bei einem Streit mit dem Partner oder der Familie.

ERHOLUNGSZEITEN PLANEN

Entspannung geht daher über den Körper hinaus: Nicht nur verkrampfte Muskeln brauchen von Zeit zu Zeit eine Erholungspause, in der sie sich von Belastungen regenerieren können, sondern auch in psychischer Hinsicht ist es enorm wichtig, hin und wieder das Gedankenkarussell zu stoppen und sich Zeit für die schönen Aspekte des Lebens zu nehmen.

Daher finden Sie im Übungsteil auch einige Anregungen, die dem psychischen Wohlbefinden dienen und dabei helfen, die Gedanken zur Ruhe kommen zu lassen und mit allen Sinnen zu genießen. Grundsätzlich gilt jedoch, dass sich körperliche und psychische Entspannung nicht voneinander trennen lassen: Was den Körper entspannt, wirkt auch beruhigend auf Seele und Geist – und umgekehrt.

Zeit für das Wesentliche finden

Kennen Sie das bedrückende Gefühl, dass Sie, selbst wenn Ihr Tag 36 Stunden hätte, trotzdem nicht all das schaffen könnten, was Sie erledigen müssen oder wollen? Zeitmangel ist heute einer der wichtigsten Auslöser für Stress und Anspannung. Vor allem in der Stadt ist das Lebenstempo so hoch, dass nur selten Zeit für Muße und Erholung bleibt – und schon gar nicht für ausgedehntes, entspannendes Nichtstun. Für Frauen ist Zeitnot oft ein besonderes Problem, wenn sie die Doppelbelastung von Beruf und Familie bewältigen müssen, und kaum etwas bringt den Puls so zum Rasen wie ein ausgeklügelter, vollgepackter Terminplan, der durch ein unerwartetes Ereignis auf den Kopf gestellt wird.

Entrümpeln und Entschleunigen

Die Zauberwaffen gegen dieses belastende Hamsterrad aus Verpflichtungen, Plänen und Aufgaben heißen Entrümpeln und Entschleunigen: Entrümpeln in dem Sinne, dass Sie Ihre Prioritäten prüfen und alle Aktivitäten, die weder wirklich wichtig sind noch Ihnen besonders am Herzen liegen, konsequent aussortieren oder jemand anderem übergeben. Wenn es für das Schulfest oder für den Umzug Ihrer Nachbarn schon genügend Helfer gibt, können Sie mit gutem Gewissen einmal die Hände in den Schoß legen.

Entschleunigen bedeutet dagegen, sich für jede Aktivität auch genügend Zeit zu nehmen, um sie ohne Hektik und Eile erledigen zu können. Das erfordert, dass Sie für alle Aufgaben nicht mehr nur die kürzest mögliche Zeit einplanen, in der Hoffnung, dass nichts dazwischenkommt. Gestehen Sie sich stattdessen so viel Zeit dafür zu, wie wirklich nötig ist, und lassen Sie zwischen einzelnen Terminen und Aufgaben genügend Raum, um kleine Pausen einzulegen und notfalls einen Puffer zu haben. Das nimmt der Zeitplanung schon ihren größten Schrecken: dass jede kleine Verzögerung im Domino-Effekt den gesamten Plan zunichte macht.

Konzentrieren Sie sich auf das, was wirklich wichtig ist.
Lassen Sie alles los, was Sie nur belastet.

Öfter mal Pause machen – und entspannen

Relax-Quickies können Ihnen beim Entschleunigen Ihres Lebens helfen: Indem Sie sich regelmäßig Zeit für die eine oder andere Übung nehmen, legen Sie automatisch öfter mal eine kleine Pause ein. Noch dazu helfen die Relax-Quickies dabei, sich in dieser Zeit auch wirklich zu entspannen – denn das passiert innerhalb weniger Minuten meist leider nicht von alleine. Wenn Sie jedoch erleben, wie gut Ihnen diese Pausen tun, werden Sie sie aus eigenem Antrieb öfter in Ihren Zeitplan aufnehmen – und so den Stress auf Dauer immer mehr abbauen.

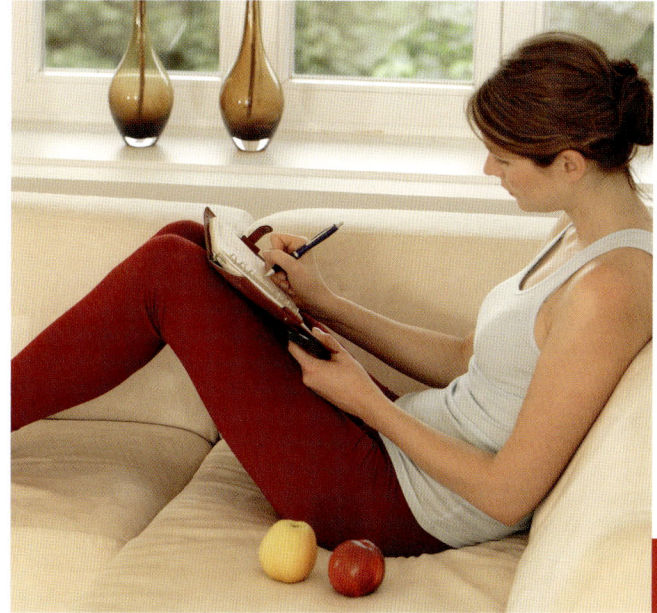

Entspannung ist kein Zufall

Wer genügend Zeit hat, entspannt sich ganz von alleine – das ist natürlich richtig. Aber leider haben nur die wenigsten von uns so viel Zeit, denn selbst an den Wochenenden und im Urlaub gibt es immer noch etwas zu erledigen, oder wir wollen zumindest sozialen Verpflichtungen nachkommen. Zum Glück gibt es jedoch viele Möglichkeiten, wie Sie Entspannung gezielt fördern können, um so auch in kurzer Zeit einen Ausgleich zum anstrengenden Alltag zu finden. Genauso wie Körper und Seele auf manche Faktoren mit Anspannung und Alarmbereitschaft reagieren, werden sie durch andere zum Loslassen und Entspannen angeregt.

IN KÜRZESTER ZEIT ENTSPANNEN

Vielleicht fragen Sie sich, ob es überhaupt möglich ist, innerhalb von Minuten Entspannung zu finden – immerhin ist Eile einer der wichtigsten Faktoren für Stress und Anspannung. Hier liegt jedoch nur ein scheinbarer Widerspruch: Schließlich führen Sie die Relax-Quickies nicht schnell und hektisch aus, sondern langsam und bewusst. Dass sie trotzdem nur wenig Zeit in Anspruch nehmen, liegt an der Auswahl der Übungen, die allesamt besonders rasch für Entspannung sorgen.

Entspannung kann man lernen

Dabei wirken die Relax-Quickies umso effektiver, je öfter Sie sie durchführen, denn auch Entspannung ist eine Übungssache. Das leuchtet vor allem in körperlicher Hinsicht ein. Muskeln können dazu trainiert werden, sich immer stärker anzuspannen – aber ebenso können sie sich durch gezieltes Training immer schneller entspannen. Bei anerkannten Entspannungsmethoden wie der Progressiven Muskel-Relaxation tritt die Entspannung durch regelmäßiges Üben daher zunehmend rascher und tiefgreifender ein.

In psychischer Hinsicht ist das nicht anders: Anti-Stress-Programme wie das Mindfulness-Based Stress Reduction Program (MBSR) bauen unter anderem darauf auf, dass sich Gelassenheit, Achtsamkeit und eine meditative Geisteshaltung so einüben lassen, dass sie auch im Alltag unempfindlicher gegen Stress machen.

Den Körper entspannen

Auf körperlicher Ebene finden Stress und Anspannung vor allem in den Muskeln ihren Ausdruck: Verkrampfte Schultern, geballte Fäuste und die manchmal sprichwörtlich zusammengebissenen

Zähne sind typische Reaktionen auf körperliche An-strengung und psychische Belastungen. Schmerzen in den Schultern, im Nacken und im Rücken wer-den ebenfalls schnell zum Problem, wenn wir den größten Teil des Tages am Schreibtisch verbringen. Auch der verbreitete Bewegungsmangel sorgt da-für, dass ungewohnte Belastungen schnell zur Überanstrengung führen – und damit zu Schmerzen in Muskeln und Gelenken. Wer täglich nur zwischen Bett, Couch, Auto und Computer pendelt, kann schon beim Einkaufsbummel in der Stadt an die Grenzen seiner Leistungsfähigkeit kommen.

ENTSPANNUNG DURCH BEWEGUNG

Auch wenn es auf den ersten Blick als Widerspruch erscheint: Der schnellste Weg zu körperlicher Ent-spannung führt über die Bewegung. Langsame Be-wegungen, kontrollierte Anspannung und vor allem Dehnungen helfen dem Körper dabei, Spannungen abzubauen und schnell sein natürliches Gleich-gewicht wiederzufinden. Die folgenden Entspan-nungsmethoden eignen sich dafür besonders gut:

Yoga

Die jahrtausendealte indische Lehre bietet eine Vielzahl bewährter Übungen, die Körper, Seele und Geist ansprechen sollen. Sie fördern nicht nur die Entspannung, sondern auch Beweglichkeit, Atmung

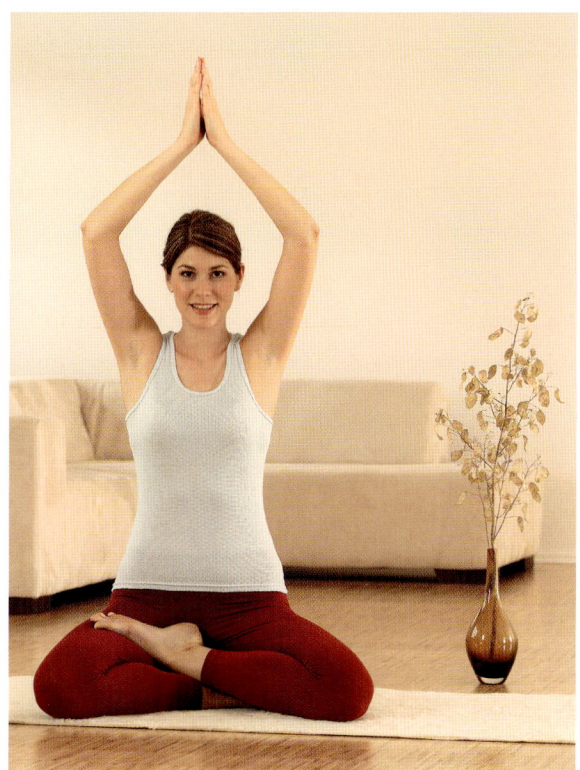

Gelassenheit und Entspannung kann man lernen.

und nicht zuletzt die innere Ausgeglichenheit. Wegen ihrer erwiesenen gesundheitsfördernden Wirkung wird der Besuch von Yoga-Kursen teilweise sogar von der Krankenkasse gefördert.

Qi Gong

Auch die Geschichte von Qi Gong reicht über meh-rere Jahrtausende zurück und ist eng mit der Tradi-tionellen Chinesischen Medizin verbunden. Qi Gong umfasst neben Bewegungsübungen eine bewusste Atmung und Lenkung der Vorstellungskraft.

Progressive Muskel-Relaxation (PMR)/ Muskelentspannung nach Jacobson

Die Methode der fortschreitenden Muskelentspannung wurde ab 1939 an der amerikanischen Harvard Universität unter Leitung des Physiologen Edmund Jacobson entwickelt. Die einfache, aber wirkungsvolle Technik basiert darauf, die Muskeln zunächst stark anzuspannen, um im Anschluss eine umso tiefere Entspannung zu erreichen.

KRAFT TANKEN

Wichtig für unser Wohlbefinden ist nicht nur, dass es dem Körper gutgeht. Unsere Psyche trägt ebenfalls entscheidend dazu bei, wie wir uns fühlen. Ein wichtiger Aspekt der Entspannung ist es daher, auch psychische Spannungen zu lösen, um rundum für Wohlgefühl zu sorgen.

Besondere Streicheleinheiten für die Seele liegen in sinnlichen Genüssen. Eine tröstende Tafel Schokolade entfaltet ihre Wirkung eben nicht nur wegen ihrer besonderen Inhaltsstoffe, sondern auch ganz einfach deshalb, weil ihr Aroma unseren Geschmackssinn verwöhnt und unser Leben versüßt.

Mit allen Sinnen genießen

Neben dem Geschmackssinn können auch die übrigen Sinne uns mit Eindrücken beschenken, die das Leben bunter machen und ein wertvolles Gegengewicht zu Stress und Problemen bilden. Unsere Lieblingsmusik, angenehme Düfte, eine zärtliche Massage, der Anblick frischer Blumen oder eines faszinierenden Bildes können dabei helfen zu vergessen, was uns Momente vorher noch bedrückt hat. Sie erfüllen uns mit Freude und schenken gute Laune – umso mehr, wenn wir sie nicht alleine, sondern zusammen mit lieben Menschen genießen. Ebenso ist gemeinsames Lachen, Tanzen oder Spielen Balsam für die Seele, der sie mit neuer Energie versorgt.

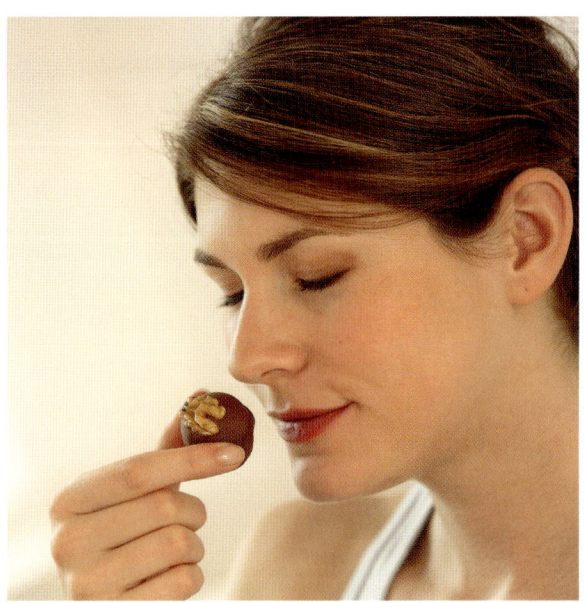

Den Augenblick mit allen Sinnen zu genießen ist ein einfacher Weg, loszulassen.

Lassen Sie die Seele baumeln

Besonders entspannend für die Seele sind Muße-stunden, in denen Sie sich ausschließlich mit den schönen Dingen des Lebens beschäftigen. Sie sind ein wichtiger Ausgleich zu all den Verpflichtungen und Aufgaben, aus denen unser Alltag die meiste Zeit besteht. Nehmen Sie sich daher zusätzlich zu den Relax-Quickies immer wieder einmal Zeit für sich alleine, in der Sie sich Aktivitäten widmen, die nur Ihrem persönlichen Vergnügen dienen: Verbringen Sie einen ganzen Tag mit einem guten Buch in der Hängematte, malen Sie ein Bild, oder spazieren Sie ziellos über Felder und Wiesen. Besonders empfehlenswert ist hin und wieder auch ein ausgiebiges Wohlfühl-Bad. Ob im Sommer oder Winter – es tut einfach immer gut, im heißen Wasser zu liegen, zu spüren, wie sich der Körper entspannt, und sich angenehmen Tagträumen hinzugeben. Mit duftenden Badezusätzen, einigen Kerzen und ruhiger Musik wird der Ausflug in die Badewanne schnell zu einem Fest der Sinne – und besonders beruhigend, wenn Sie Düfte wie Lavendel, Rose oder Melisse verwenden.

DEN GEIST ZUR RUHE KOMMEN LASSEN

Sie würden ja gerne öfter mal eine Pause einlegen, können dabei aber einfach nicht relaxen, weil Sie sofort an all die Arbeit denken, die noch vor Ihnen liegt? Dann sind für Sie all jene Entspannungs-übungen besonders hilfreich, die in erster Linie den Geist zur Ruhe kommen lassen.

Geistige Anspannung ist oft besonders schwer loszuwerden, weil sie schwieriger zu fassen ist und daher viel später ins Bewusstsein rückt als ein schmerzender, verkrampfter Muskel. Ihren deutlichsten Ausdruck findet sie häufig in Schlafstörungen: Wer abends kaum in den Schlaf findet, weil ihm seine Gedanken keine Ruhe lassen, oder nachts immer wieder aufwacht, weil ihn seine Sorgen bis in die Träume verfolgen, für den sind zusätzliche Entspannungspausen besonders wichtig. Grundsätzlich tragen alle Relax-Quickies auch zur geistigen Entspannung bei. Trotzdem sind manche Entspannungsmethoden besonders gut dafür geeignet, aufgewühlte Gedanken zu beruhigen. So setzen meditative Übungen direkt auf mentaler Ebene an, und sie erfüllen den Geist umso schneller mit Gelassenheit und Ruhe, je öfter sie durchgeführt werden.

Atmen und ruhig werden

Auch viele Atemübungen haben eine besonders beruhigende Wirkung auf den Geist. Durch die Konzentration auf das Fließenlassen des Atems ist es auf Dauer kaum möglich, gleichzeitig noch Probleme und Sorgen zu wälzen. Die enge Beziehung zwischen Atmung und geistiger Anspannung findet sogar in der Sprache ihren Ausdruck: »Da bleibt mir die Luft weg«, »Atme erst mal tief durch« oder »Nun halt mal die Luft an« weisen auf den Zusammenhang zwischen der Atmung und Schreck, Anspannung und Aufregung hin.

SICH SELBST MEHR ZEIT SCHENKEN

Zugegeben: Manchmal geht es im Alltag ganz schön rund, so dass an Pausen und Entspannung kaum zu denken ist. Aber gerade in solchen Situationen sind kurze Momente der Ruhe umso wichtiger! Die Vorstellung, so schnell wie möglich so viel wie möglich erledigen zu müssen, führt unweigerlich dazu, dass wir uns gehetzt und unter Druck gesetzt fühlen.

Und das tut weder uns gut, noch unserer Arbeit. Hektik und Zeitdruck gehören erwiesenermaßen zu den häufigsten Fehlerquellen. Wer zu viel auf einmal erledigen will oder muss, hat nicht genügend Zeit zum Nachdenken - aber gerade eine gute Planung ist meist ausschlaggebend dafür, dass ein Projekt gelingt und wir unsere Aufgaben reibungslos und zügig erledigen können.

Das gilt im Haushalt ebenso wie in einer großen Firma: Wo blindlings drauflos gearbeitet wird, schleichen sich Fehler, Missverständnisse und Versäumnisse ein. Beim Einkauf fürs Grillfest wird die Grillkohle vergessen, man übersieht den Termin des Elternabends oder wichtige Unterlagen werden unauffindbar verlegt …

Eile mit Weile

Ganz klar: Hektik ist also nicht nur anstrengend, sondern sie sorgt auch für immer neuen Stress! Dagegen hilft nur, bewusst auf die Bremse zu treten und sich innerlich der Hetze entgegenzustellen. Das ist manchmal gar nicht so einfach, wenn Kollegen, Freunde oder Familienmitglieder ebenfalls der Hektik verfallen sind. Gerade dann ist es umso wichtiger, sich kurz zurückzuziehen und alleine die innere Ruhe wiederzufinden.

Machen Sie »Eile mit Weile« zu einem Teil Ihres Arbeitsstils, und Sie werden mit weniger Stress und Fehlern zu kämpfen haben als vorher - und dadurch so effektiv arbeiten, dass Sie trotzdem nicht viel mehr Zeit für Ihre Aufgaben brauchen.

REGELMÄSSIGE RUHEINSELN SCHAFFEN

In diesem Buch finden Sie viele kleine Entspannungsübungen für jeden Geschmack. Manche sind körperbetont und erfordern etwas Bewegung, bei anderen geht es ums Genießen, um Achtsamkeit oder um das Erleben von meditativer Versenkung. Nutzen Sie diese Übungen als Anregung, um im Alltag öfter einmal eine kleine Pause einzulegen. Pausen müssen nicht lang sein, um für Erholung zu sorgen und neue Kraft zu spenden – viel wichtiger ist es, dass sie regelmäßig stattfinden.

Pausen schenken neue Kraft

Vor allem in der Arbeitspsychologie wird die Bedeutung von Pausen für die körperliche und geistige Leistungsfähigkeit schon länger eingehend untersucht. Ihre Ergebnisse bestätigen, was unser Körper uns immer wieder mitzuteilen versucht: Organismus und Gehirn sind natürlichen Rhythmen von Leistungsfähigkeit und Erholungsbedürfnis unterworfen und nicht dafür geschaffen, stundenlang Hochleistungen zu erbringen.

Gähnen, nachlassende Konzentration, das Bedürfnis, sich zu strecken und zu bewegen oder plötzlicher Hunger oder Durst sind Signale, dass eine kleine Pause fällig ist. Wer darauf hört, wird damit belohnt, dass die Arbeit nach der Pause gleich wieder leichter fällt. Werden diese Signale dagegen immer wieder ignoriert, wird auch die Arbeit immer stärker als Belastung und Stress wahrgenommen.

Finden Sie Ihren Pausenrhythmus

Der persönliche Pausenrhythmus ist von vielen Faktoren abhängig, und Sie finden ihn am besten, wenn Sie auf Ihren Körper und seine Signale achten. Grundsätzlich empfiehlt es sich jedoch, spätestens alle 90 bis 120 Minuten eine kurze Erho-

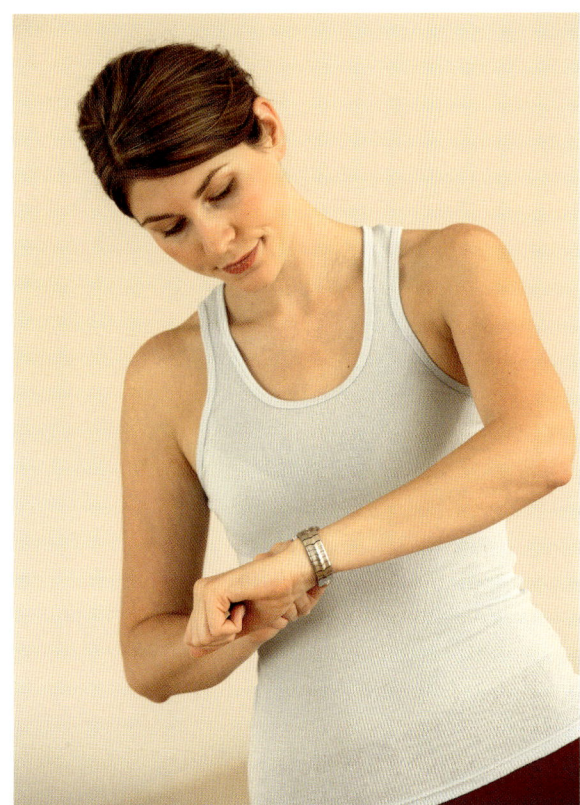

Sich Zeit für kleine Pausen zu nehmen lohnt sich: So wird der Stress gar nicht erst zum Problem.

lungspause einzulegen, ganz gleich ob bei der Hausarbeit oder im Büro. Bei anstrengenden Tätigkeiten oder am Computer sollte die Arbeit sogar stündlich unterbrochen werden. Diese Pausen müssen nicht lang sein: Untersuchungen haben ergeben, dass der Erholungseffekt in den ersten zehn Minuten am größten ist – noch ein Grund mehr, sich einfach öfter einmal eine kleine Auszeit zu gönnen! Und Relax-Quickies können diese Pausen sogar noch erholsamer machen.

17

Was sind Relax-Quickies?

Relax-Quickies sind kurze, aber sehr wirkungsvolle Techniken und Methoden, die Ihnen helfen, zwischendurch den Alltag loszulassen. Einfache Entspannungs-, Atem-, Yoga-, Wohlfühl- und Meditationsübungen laden dazu ein, wieder bei sich selbst anzukommen.

Durch Relax-Quickies können Sie sowohl körperliche als auch seelische Spannungen abbauen und sogar mitten im Alltag eine Haltung der Gelassenheit entwickeln. Ob drei, fünf oder zehn Minuten – selbst kleinste Entspannungseinheiten helfen dabei, Stress abzubauen und das Leben zu entschleunigen, wann immer es zum Hamsterrad zu werden droht.

Relax-Quickies sind insbesondere dann ideal für Sie, wenn Sie unter Hektik, innerer Unruhe oder Anspannung leiden, sich erschöpft und überanstrengt fühlen oder einen Ausgleich zu einem Leben im Eiltempo brauchen. Wenn Sie nach einer konkreten Anleitung suchen, *wie* man sich entspannt, aber keine Zeit für einen entsprechenden Kurs finden, bieten Relax-Quickies einen einfachen Einstieg in verschiedene erprobte Entspannungstechniken. Mit deren Hilfe können Sie herausfinden, welche Übungen Ihnen gefallen, und sie nach und nach in Ihren Alltag integrieren.

SCHNELL ENTSPANNEN: DIE GEBRAUCHSANLEITUNG

Für Relax-Quickies ist keine große Vorbereitung nötig: Die Übungen sind so einfach, dass sie auch ohne Vorkenntnisse (fast) überall, jederzeit und von jedem durchgeführt werden können. Die meisten Einheiten kommen ohne weitere Hilfsmittel aus, und alles, was Sie darüber wissen müssen, erfahren Sie in der jeweiligen Übungsanleitung.

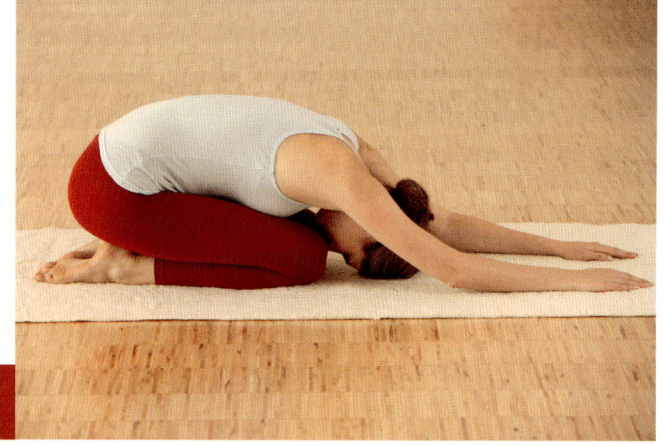

Entspannen und durchatmen – keine Frage der Zeit, sondern der richtigen Strategie.

Relax-Quickies sind so abwechslungsreich und vielfältig, dass Sie für jede Gelegenheit die passende Übung finden können. Achten Sie bei der Auswahl auf Ihre persönlichen Vorlieben, denn Sie werden sich umso besser dabei entspannen können, je mehr Ihnen der Relax-Quickie zusagt.

Trotzdem möchte ich Ihnen empfehlen, nach und nach auch einmal die Relax-Quickies auszuprobieren, die Sie zu Anfang vielleicht weniger interessiert haben – manchmal stellt sich erst bei der konkreten Anwendung heraus, wie gut sich die eine oder andere Entspannungstechnik wirklich anfühlt.

RELAX-QUICKIES FÜR JEDE GELEGENHEIT

Falls Sie in bestimmten Momenten schnell eine Übung finden möchten, die Körper, Seele oder Geist besonders anspricht, kann Ihnen die folgende Auswahl dabei helfen. Sie werden im Übungsteil noch weitere Methoden finden, die sich nicht so eindeutig einer bestimmten Kategorie zuordnen lassen – gehen Sie also einfach auf Entdeckungsreise, und finden Sie Ihre Lieblings-Relax-Quickies!

Den Körper entspannen

Die Seele verwöhnen

Den Geist zur Ruhe kommen lassen

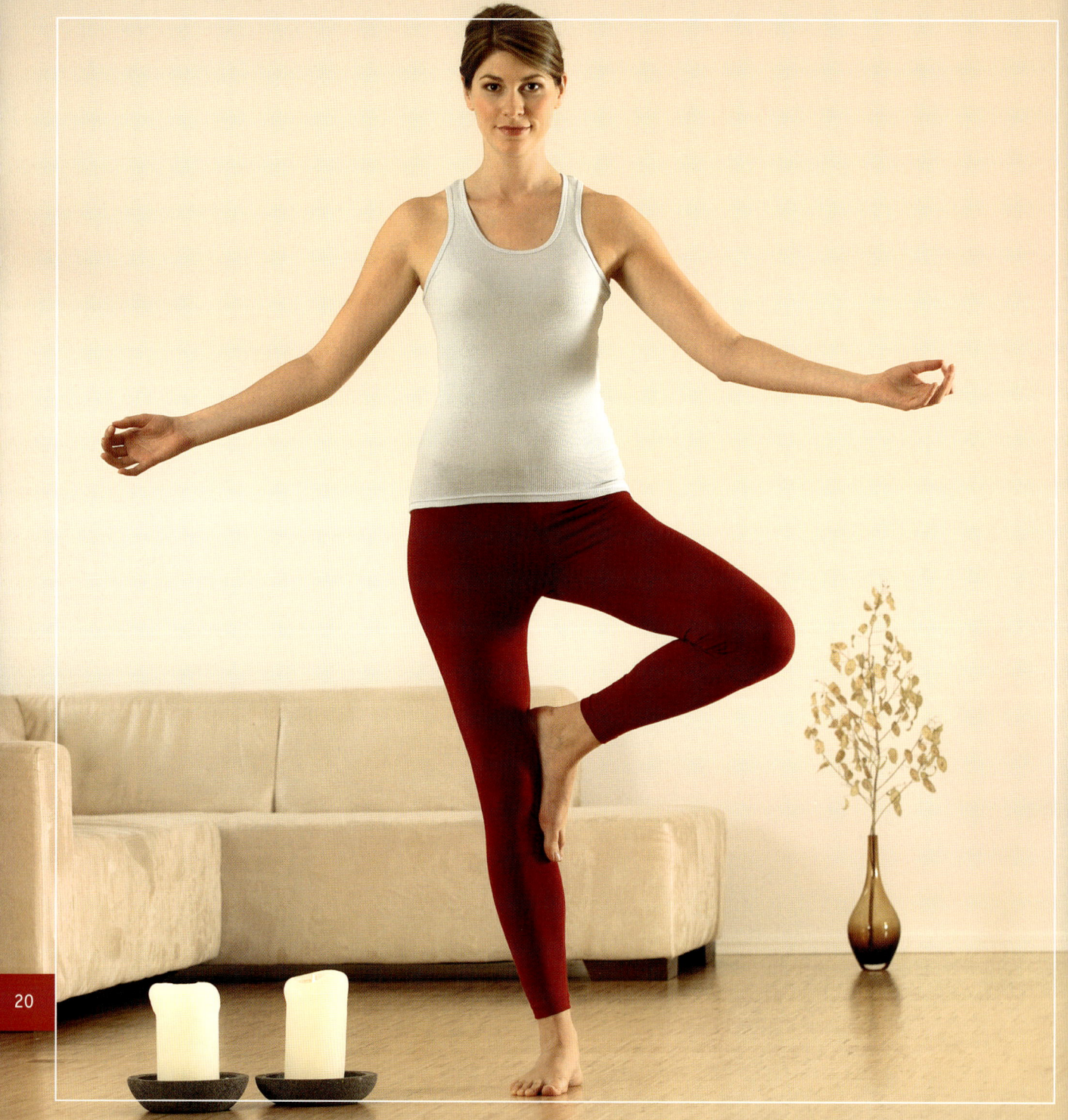

Relax-Quickies: die Praxis

Belastungen einfach loslassen

WAS ZEICHNET DIESE ÜBUNG AUS?

> Stress wirkt sich auf viele Arten körperlich aus. Unter anderem werden bestimmte Muskelgruppen unwillkürlich angespannt, allen voran die Bauchmuskeln und bestimmte Muskeln im Gesicht. Auch die Schultern und die Armmuskulatur reagieren mit erhöhter Spannung, wenn das uralte »Kämpfen oder Flüchten«-Programm aktiviert wird.

> Die gezielte Entspannung vor allem dieser Muskeln ist eine bewährte Methode, um nicht nur die körperliche, sondern auch die psychische Belastung schnell wieder abzubauen. Wirkungsvolle Entspannungstechniken für die Muskulatur wie die Progressive Muskel-Relaxation (siehe auch Seite 26 und 50) basieren auf der Erkenntnis, dass ein Muskel sich umso tiefer entspannt, je stärker er vorher angespannt war. Dieses Wissen ist die Grundlage für diese Übung, mit deren Hilfe Sie in vielen Stress- und Belastungssituationen innerhalb von wenigen Minuten für Ausgleich sorgen können.

SO WIRD'S GEMACHT

> Diese Übung können Sie fast überall anwenden, da Sie sich dafür nicht einmal hinlegen müssen und sie sowohl im Sitzen als auch im Stehen durchführen können.

> Wiederholen Sie die Übung zwei bis drei Mal, bis Sie sich deutlich gelöster fühlen.

> Atmen Sie dabei jeweils einige Male tief durch, bevor Sie die Spannung aufbauen.

SPANNUNG AUFBAUEN ...

> Atmen Sie tief ein, halten Sie die Luft an und spannen Sie dabei die Bauch-, Schulter- und Nackenmuskeln, die Muskeln von Armen und Händen und die Gesichtsmuskulatur an:

> Ziehen Sie den Bauch zusammen, ziehen Sie die Schultern zu den Ohren, ballen Sie die Hände vor dem Körper zu Fäusten, pressen Sie die Lippen aufeinander, kneifen Sie die Augen zusammen und runzeln Sie die Stirn.

> Halten Sie den Atem und die Spannung 5 Sekunden lang an.

Darauf sollten Sie achten:

>> *Je öfter Sie diese Übung sowie die Mini-PMR-Übungen (Seite 26 und 50) durchführen, desto stärker ist ihre Wirkung.*

>> *Lassen Sie die Spannung in allen Muskeln gleichzeitig blitzschnell los, und vergessen Sie nicht das tiefe Ausatmen.*

... UND SCHLAGARTIG LOSLASSEN

> Dann atmen Sie mit einem Seufzen tief durch den Mund aus und entspannen gleichzeitig schlagartig alle Muskeln: den Bauch, Schultern, Nacken, Arme, Hände und das Gesicht.

> Atmen Sie einige Male leicht und entspannt durch und spüren Sie der Entspannung in Ihrem gesamten Körper nach, bevor Sie die Übung nochmals wiederholen oder nach dem letzten Durchgang beenden.

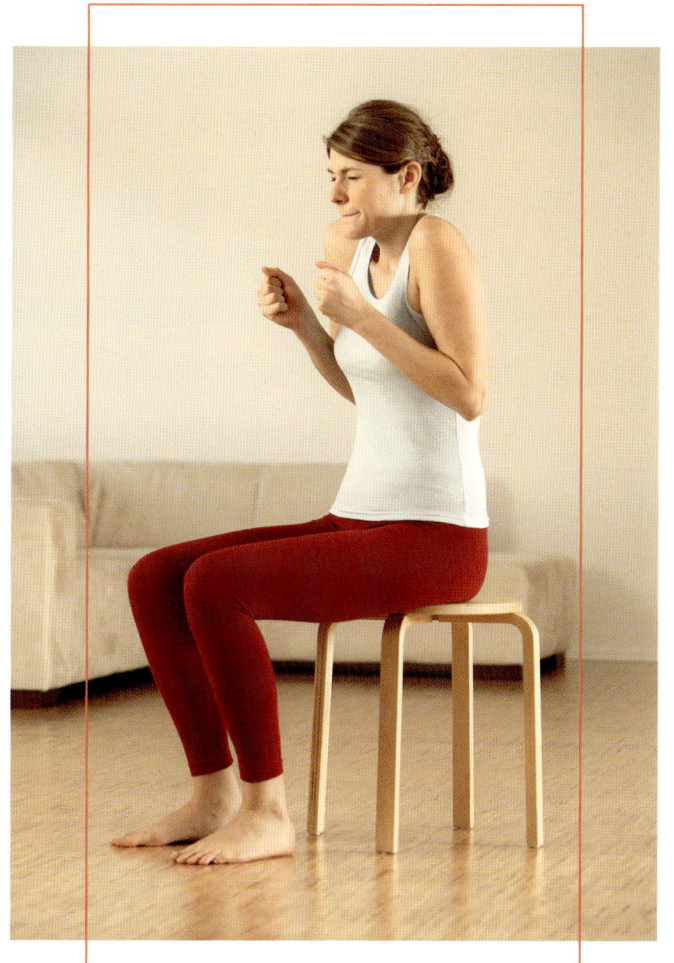
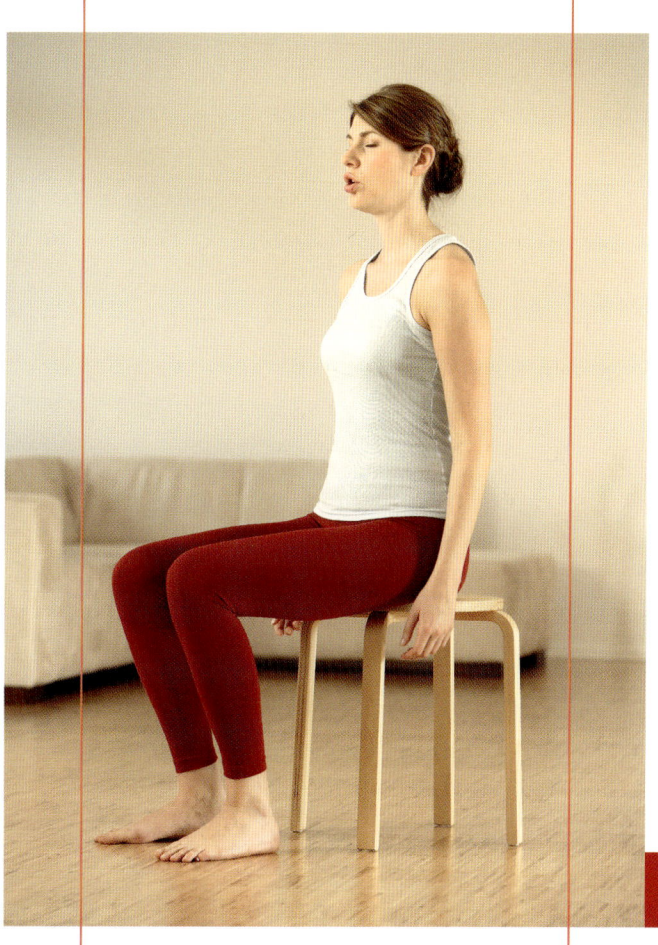

Japanische Hara-Massage

WAS ZEICHNET DIESE ÜBUNG AUS?

> Unser körperliches Zentrum, unser Körperschwerpunkt, wird in Japan Hara genannt. Hara ist mehr als »der Bauch«. Hara ist die Quelle der Kraft, die nicht nur in den Kampfkünsten zielgerichtete, bewusste Bewegungen ermöglicht. Die Konzentration auf Hara wird dazu genutzt, neue Energien zu mobilisieren und alle Lebenslagen äußerlich wie auch innerlich stabil zu bestehen.

> Die japanische Hara-Massage ist eine einfache Möglichkeit, die Energie des Bauchraumes zu aktivieren. Die Massage sorgt dafür, dass die Aufmerksamkeit wieder auf die eigene (Körper-)Mitte gelenkt wird, aus der wir neue Kraft schöpfen können.

SO WIRD'S GEMACHT

> Diese Übung wird im Fersensitz durchgeführt. Falls Ihnen das Knien schwerfällt, stützen Sie den Po zusätzlich mit einem kleinen Kissen ab. Notfalls können Sie die Übung auch auf einem Stuhl sitzend durchführen. Die linke Hand liegt während der Massage locker auf dem linken Oberschenkel.

> Die Bauchmassage kann am besten wirken, wenn Sie direkt auf der Haut durchgeführt wird. Ein Massageöl ist für diese Art von Massage aber nicht nötig.

DIE HARA-MASSAGE

> Legen Sie Ihre rechte Hand flach mit geschlossenen Fingern oberhalb des Nabels auf. Nun streichen Sie im Uhrzeigersinn langsam in großen Kreisen über den Bauch. Der Mittelpunkt dieser Kreise liegt dabei in etwa zwei Fingerbreit unterhalb Ihres Bauchnabels.

> Lassen Sie Ihre Hand ohne jeden Druck sanft über die Haut gleiten.

> Kreisen Sie auf diese Weise etwa eine Minute lang mit der Hand: zu Beginn und zum Ende hin langsam und bedächtig, dazwischen zuerst schneller und dann wieder langsamer werdend.

> Abschließend legen Sie Ihre Hand direkt unterhalb des Nabels flach auf den Bauch und lassen sie für einen Moment einfach dort liegen. Spüren Sie ihrer Wärme nach, und konzentrieren Sie Ihre Aufmerksamkeit im Zentrum Ihres Bauches.

Darauf sollten Sie achten:

>> *Drücken Sie bei der Hara-Massage nicht mit den Fingern in den Bauch, sondern lassen Sie Ihre Hand nur flach über die Haut gleiten.*

>> *Atmen Sie während der gesamten Massage ruhig und entspannt weiter.*

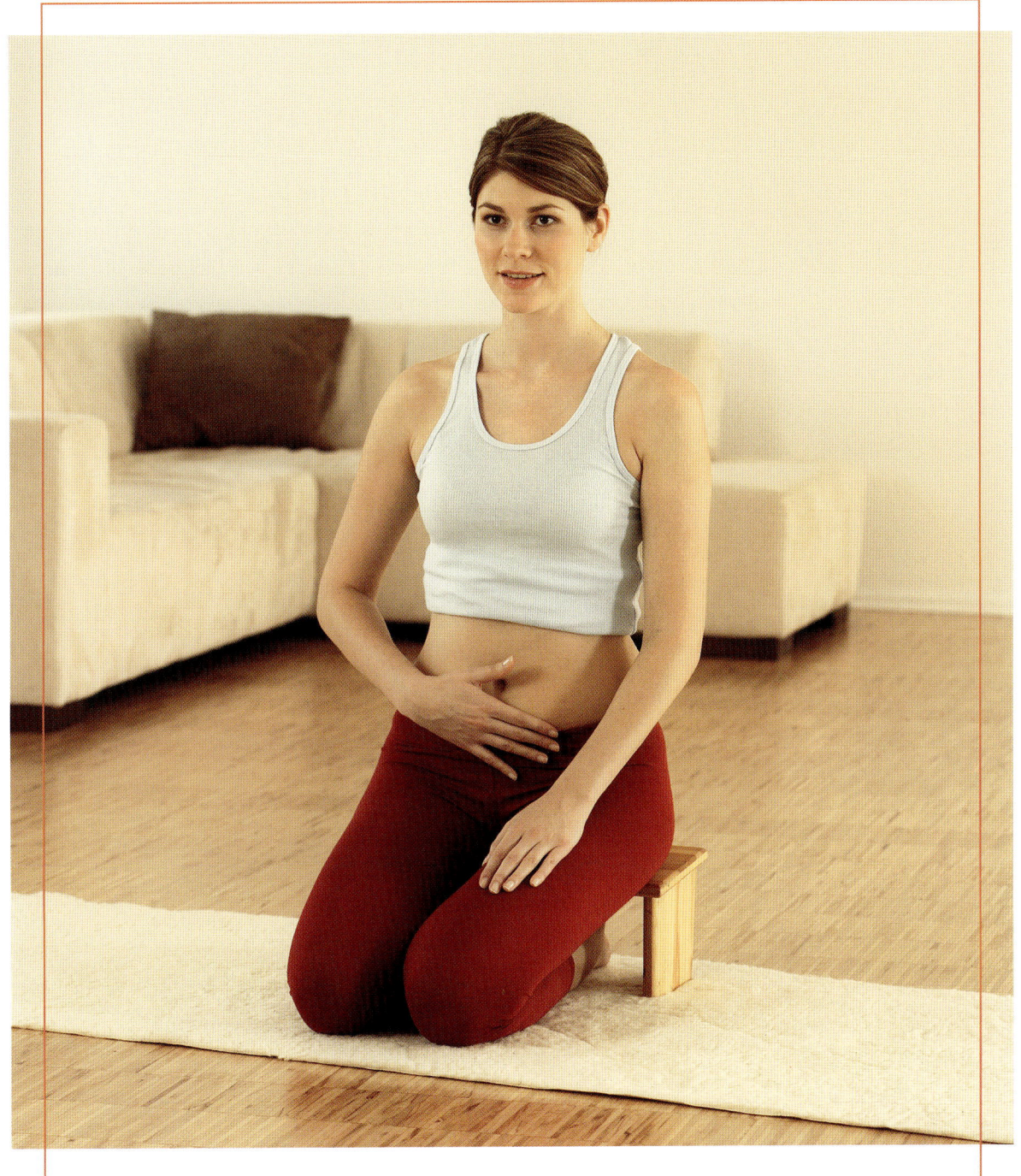

Mini-PMR – Gesicht, Rücken und Becken ganz entspannt

WAS ZEICHNET DIESE ÜBUNG AUS?

> PMR steht für Progressive Muskel-Relaxation, eine bewährte Entspannungstechnik, bei der verschiedene Muskeln der Reihe nach angespannt und wieder entspannt werden. Der Wechsel von Anspannung und Entspannung lockert die Muskeln effektiver als manch andere Methode – und ist dabei besonders einfach und schnell zu erlernen.

> Die folgende Übung konzentriert sich auf das Gesicht, den gesamten Rücken und das Becken. Eine Mini-PMR-Übung für Schultern, Arme und Beine

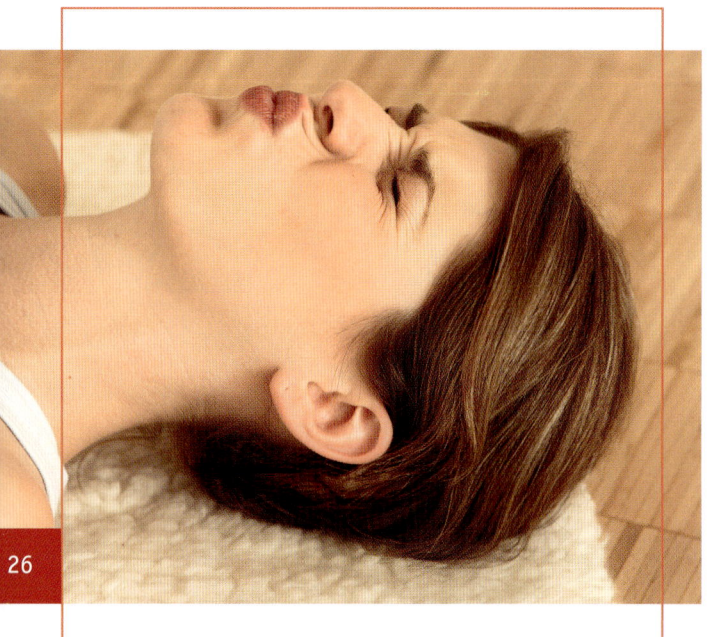

finden Sie auf Seite 50. Wenn Sie möchten, können Sie die beiden Übungen auch kombinieren, um sich vom Kopf bis zu den Füßen völlig zu entspannen.

SO WIRD'S GEMACHT

> Für diese Übung brauchen Sie nichts weiter als bequeme Kleidung und einen weichen Teppich oder eine Yoga- bzw. Isomatte als Unterlage. Die Übung wird in Rückenlage durchgeführt, die Arme liegen neben dem Körper.

DAS GESICHT ENTSPANNEN

> Schließen Sie die Augen, und konzentrieren Sie sich auf Ihr Gesicht.

> Nun spannen Sie die Gesichtsmuskeln an, indem Sie die Augen fest zusammenkneifen, die Stirn in Falten legen und die Nase rümpfen. Halten Sie die Spannung etwa 5 Sekunden lang, lassen Sie anschließend los und genießen Sie danach ebenso lange die Entspannung.

DEN RÜCKEN ENTSPANNEN

> Als Nächstes konzentrieren Sie sich auf Nacken, Schultern und den oberen Rücken.

> Spannen Sie die Muskeln an, indem Sie die Schulterblätter zusammen- und nach unten ziehen

und den oberen Teil Ihres Rückens sowie Ihren Hinterkopf fest gegen den Boden drücken.

> Halten Sie die Spannung etwa 5 Sekunden lang. Dann lassen Sie sie los und spüren ebenso lange nach, wie sich Ihre Muskeln wieder entspannen.

> Zuletzt entspannen Sie das Becken. Konzentrieren Sie sich dabei auf Ihren unteren Rücken und Ihren Bauch.

> Ziehen Sie die Bauchmuskeln zusammen und drücken Sie den unteren Rücken ganz fest gegen den Boden.

Darauf sollten Sie achten:

>> *Es genügt, jeden Muskel etwa 5 Sekunden lang anzuspannen.*
>> *Halten Sie auf keinen Fall den Atem an, während Sie die Muskeln anspannen, sondern atmen Sie entspannt weiter.*

> Halten Sie die Spannung ungefähr für 5 Sekunden, bevor Sie sie loslassen. Spüren Sie danach noch einmal ebenso lange der Entspannung in allen Muskeln nach.

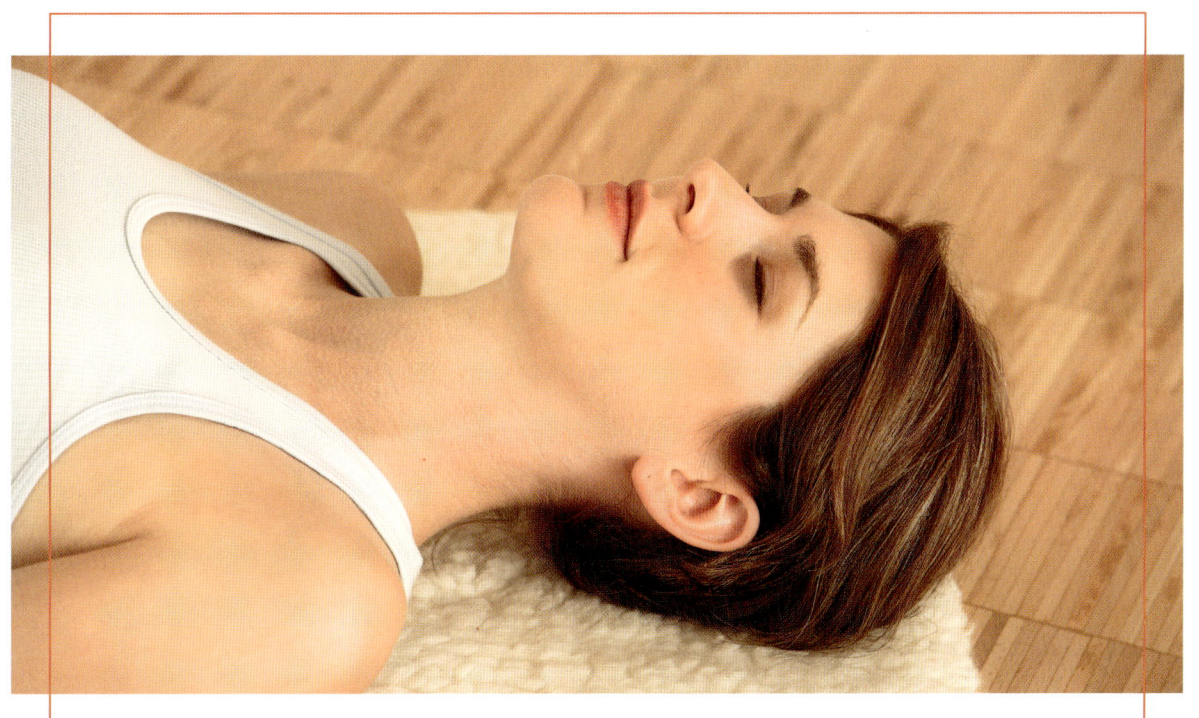

Die Windmühlen-Atmung

WAS ZEICHNET DIESE ÜBUNG AUS?

> Diese Übung stammt aus dem Yoga und wird
unter anderem empfohlen, um die Nerven zu beruhigen. Sie dient dazu, die Atmung und besonders
die Ausatmung zu vertiefen und hat dadurch eine
entspannende Wirkung. Das Kreisen mit den Armen
lockert zusätzlich die Muskeln des Schultergürtels.

SO WIRD'S GEMACHT

> Die Windmühlen-Atmung wird im Stehen durch-
geführt. Achten Sie darauf, dass Sie genügend Platz
nach vorne und hinten haben, um mit den Armen
schwungvoll kreisen zu können.
> Stellen Sie sich mit leicht gegrätschten Beinen
aufrecht hin, die Fußspitzen zeigen schräg nach außen. Die Arme hängen neben dem Körper herab.
Atmen Sie vor Beginn der Übung einmal tief durch.
Wiederholen Sie den gesamten Ablauf drei Mal.

MIT DEN ARMEN KREISEN

> Strecken Sie den rechten Arm gerade nach oben
und den linken Arm gerade nach unten. Die Hände
und geschlossenen Finger sind in Verlängerung der
Arme ebenso gestreckt.
> Atmen Sie tief ein, halten Sie die Luft an, und las-
sen Sie die Arme gegeneinander versetzt kreisen: Der

Darauf sollten Sie achten:

>> *Sorgen Sie für einen festen Stand,
um die Übung schwungvoll durchführen zu können, ohne aus dem
Gleichgewicht zu geraten.*
>> *Falls Ihnen während der Übung
schwindelig wird, beenden Sie sie
umgehend und setzen Sie sich
bequem hin, bis es Ihnen wieder
besser geht.*

rechte Arm beginnt die Kreisbewegung nach vorne
und unten, der linke Arm nach hinten und oben.
> Kreisen Sie auf diese Weise drei Mal mit den Ar-
men, während Sie weiter die Luft anhalten, und stellen Sie sich dabei vor, wie sich die beim Einatmen
aufgenommene Energie im gesamten Körper verteilt.

TIEF AUSATMEN

> Führen Sie nach dem letzten Kreisen den linken
Arm auf der Kreisbahn weiter, bis beide Arme gerade nach oben gestreckt sind.
> Dann atmen Sie kräftig durch den Mund aus und
lassen gleichzeitig die Arme nach vorne und unten
fallen. Stellen Sie sich dabei vor, wie die innere
Anspannung sich löst und mit dem Atem ausge-
stoßen wird.

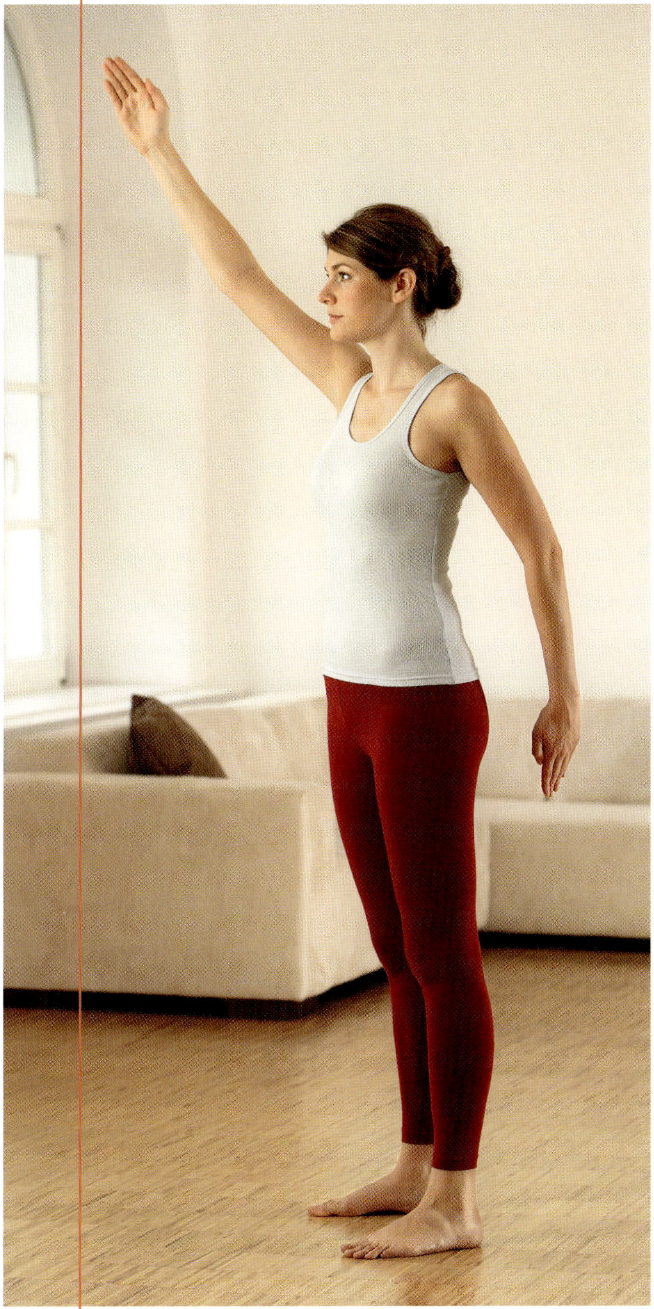

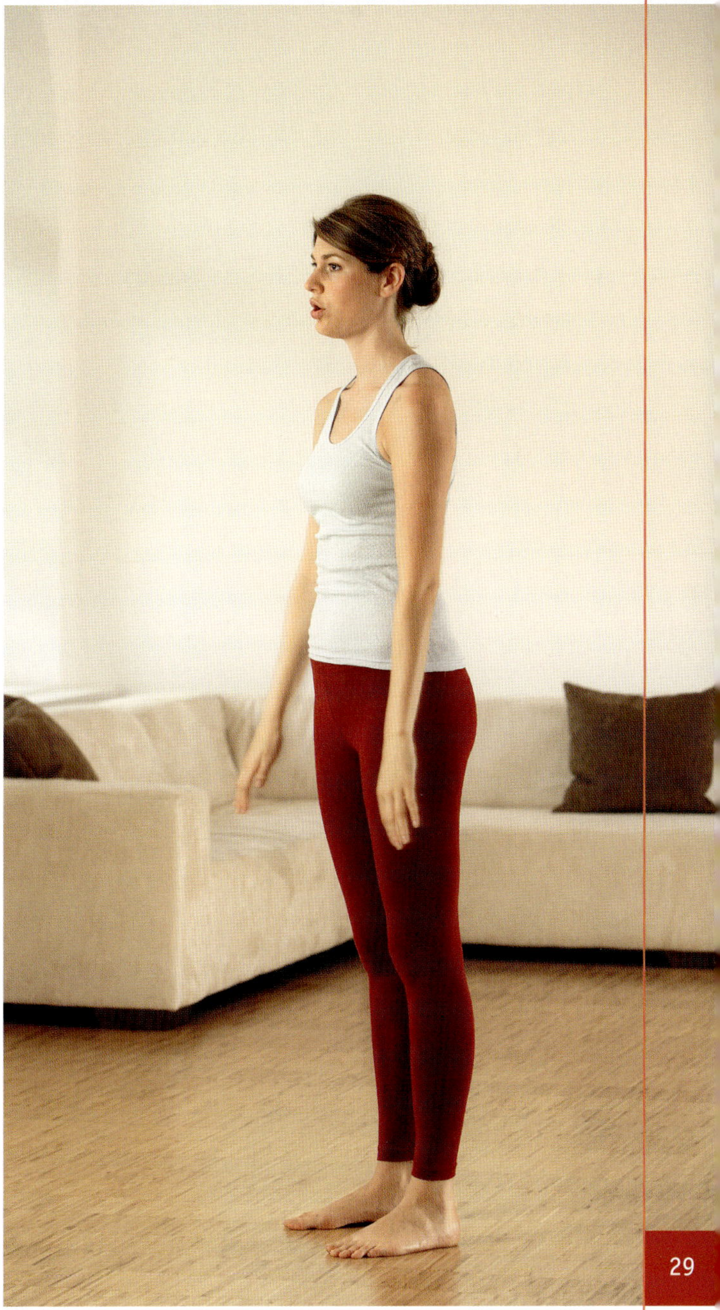

Akupressur: So drücken Sie den Stress weg

WAS ZEICHNET DIESE ÜBUNG AUS?

> Die Akupressur stammt wie die Akupunktur aus der Traditionellen Chinesischen Medizin. Sie beruht auf der Vorstellung, dass der menschliche Körper von Energiebahnen, den Meridianen, durchzogen wird. Bei Stress und Verspannungen kann die Energie darin nicht mehr richtig fließen, was durch die Behandlung spezieller, auf den Meridianen liegender Punkte behoben wird.

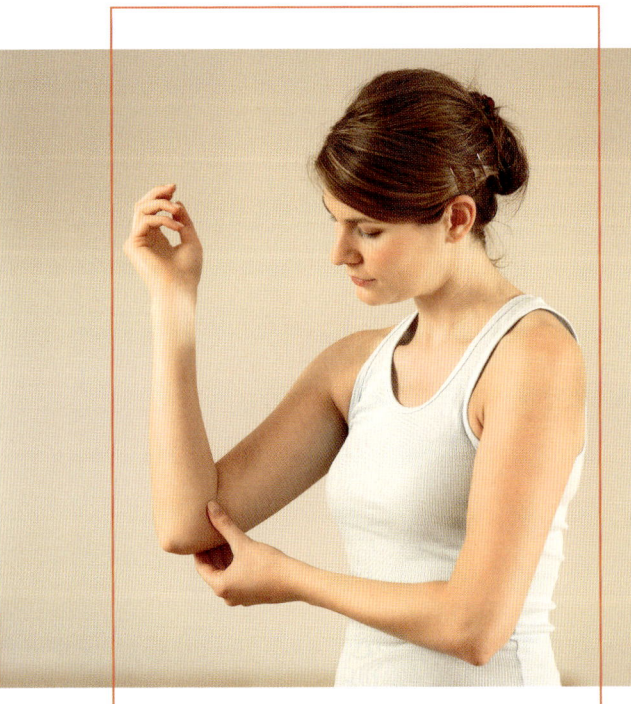

SO WIRD'S GEMACHT

> Für die Akupressur sind keinerlei Hilfsmittel nötig, es wird dafür nur mit der Spitze von Zeige- oder Mittelfinger oder auch mit dem Daumen Druck auf bestimmte Punkte am Körper ausgeübt.
> Setzen oder stellen Sie sich bequem hin, so dass Sie den gewählten Punkt gut erreichen können. Meist erzielen Sie schon eine Wirkung, wenn Sie nur einen der folgenden Punkte behandeln, Sie können aber auch zwei bis drei Punkte nacheinander drücken.

AKUPRESSURPUNKTE BEHANDELN

> Suchen Sie sich aus der folgenden Übersicht ein bis drei Punkte heraus, die Sie drücken möchten, und machen Sie sich mit ihrer Lage vertraut.
> Setzen Sie Ihre Fingerspitze auf den Punkt, und üben Sie sanften Druck in die Tiefe aus. Drücken Sie nur so stark, dass es sich noch angenehm anfühlt. Wenn Sie möchten, können Sie mit der Fingerspitze zusätzlich kleine Kreisbewegungen durchführen.
> Drücken Sie jeden Punkt 30 bis 90 Sekunden lang, und behandeln Sie gleichzeitig oder direkt im Anschluss den dazugehörigen Punkt auf der anderen Körperseite.

Darauf sollten Sie achten:

>> *Die Punkte liegen paarweise auf beiden Körperseiten, und es werden stets beide Punkte behandelt – wenn möglich gleichzeitig.*

>> *Normalerweise wird direkt auf der Haut gedrückt, notfalls können Sie die Punkte aber auch durch dünne Kleidung massieren.*

>> *Die Wirkung der Akupressur stellt sich oft erst nach 10 bis 20 Minuten ein.*

DIE WICHTIGSTEN PUNKTE ZUM ENTSPANNEN

> Der Punkt **Perikard 7** liegt auf der Mitte der Beugefalte am Handgelenk.

> Der Punkt **Herz 7** liegt auf der Beugefalte am Handgelenk, einen Fingerbreit vor ihrem Ende auf der Seite des kleinen Fingers.

> Den Punkt **Herz 3** finden Sie am einfachsten, wenn Sie den Ellbogen anwinkeln: Er liegt dann in der Mitte zwischen dem unteren Ende der Beugefalte und dem darunter liegenden Knochenvorsprung.

> Der Punkt **Magen 36** befindet sich seitlich unterhalb der Knie. Gehen Sie am unteren Ende der Wölbung am Schienbein einen Fingerbreit nach außen. Dort ist eine kleine Vertiefung, in der der Punkt liegt.

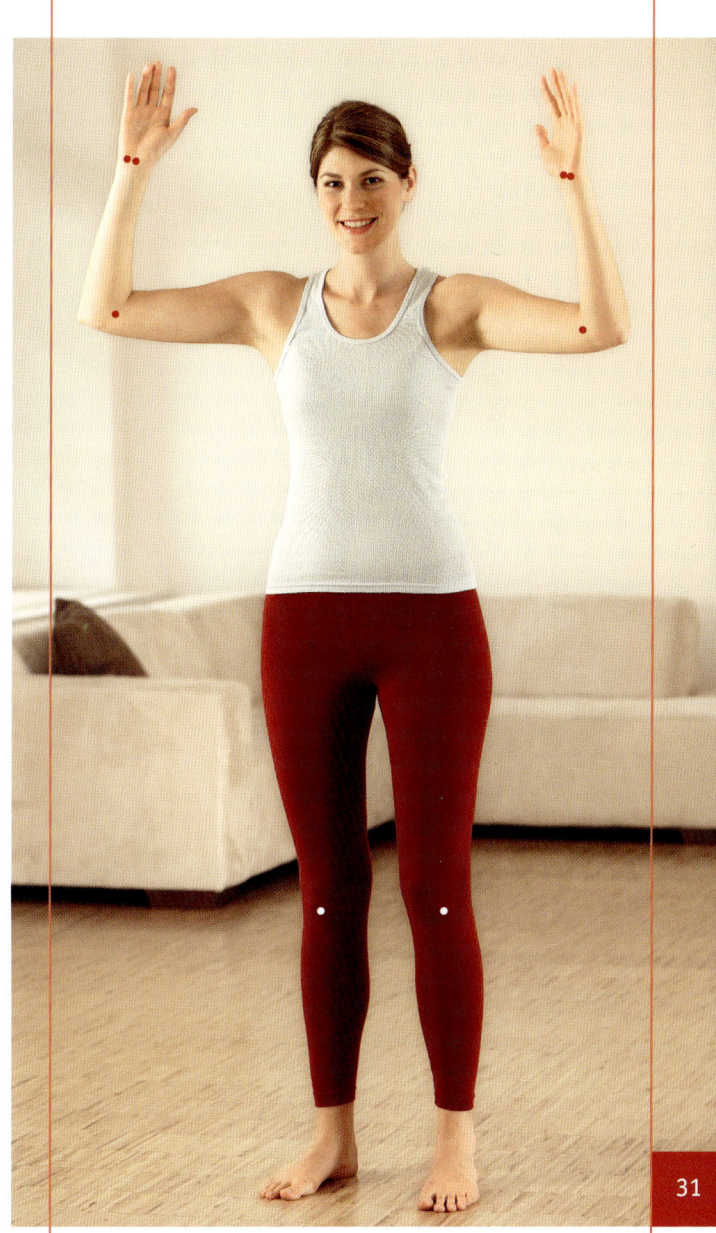

Lachen und loslassen

WAS ZEICHNET DIESE ÜBUNG AUS?

> Lachen ist gesund! Diese alte Weisheit ist inzwischen auch wissenschaftlich bewiesen. Beim Lachen vertieft sich die Atmung, der Kreislauf und die Verdauungsorgane werden angeregt, und ganz unterschiedliche Muskeln kommen in Bewegung. Außerdem wird das Gehirn besser mit Sauerstoff versorgt, und nicht zuletzt trägt das Lachen auch direkt dazu dabei, Stress abzubauen.

> Diese positiven Auswirkungen werden vor allem im Lach-Yoga gezielt dafür genutzt, die Gesundheit zu stärken und das allgemeine Wohlbefinden zu steigern. Lach-Yoga in seiner heute weltweit in vielen Lachclubs verbreiteten Form wurde vom indischen Arzt Dr. Madan Kataria begründet. Dabei wird in der Gruppe möglichst täglich grundloses Lachen geübt, das mit verschiedenen Yogatechniken kombiniert und von ihnen unterstützt wird. Auf Witze oder andere mögliche Auslöser des Lachens wird dabei bewusst verzichtet. Aus dem anfangs künstlichen Lachen entsteht – auch durch die Gruppendynamik – bald echtes Lachen.

> Da das Lachen den Geist entspannt und dabei hilft, eine positive Grundstimmung aufzubauen, eignet es sich auch ideal als Relax-Quickie. Vor allem in Zeiten von Stress und Sorgen lachen wir viel zu selten. Versuchen Sie deshalb, auch im Alltag öfter ein Lächeln auf Ihre Lippen zu zaubern, und erlauben Sie sich ein befreiendes Lachen, sobald sich ein Anlass dazu bietet. Die folgende Übung hilft Ihnen dabei, wenigstens hin und wieder in Lachen auszubrechen.

SO WIRD'S GEMACHT

> Wenn Sie nicht gerade Freunde oder Kollegen in die Lach-Übung mit einbeziehen, fällt der hilfreiche Gruppeneffekt beim Erzeugen des Lachens leider weg. Sie können ihn aber ersetzen, indem Sie vor einem Spiegel oder mit einem Handspiegel üben, so dass Sie sich von Ihrem eigenen Lachen anstecken lassen können.

Gut zu wissen:

>> *Zu Anfang ist bei vielen Menschen etwas Überwindung nötig, um einfach grundlos loszulachen – vor allem wenn sie im Alltag nur selten lachen. Lassen Sie sich davon nicht abhalten! Falls Sie sich im Spiegel albern vorkommen, machen Sie sich einfach darüber lustig. Es gibt kaum etwas, das so befreiend wirkt, wie wenn man auch einmal über sich selbst lachen kann.*

EINFACH LOSLACHEN

> Ziel des Lach-Yoga und auch dieser Übung ist es, ohne Grund mit dem Lachen zu beginnen, bis es sich verselbstständigt und in ein echtes Lachen verwandelt. Daher brauchen Sie weder einen Witz noch sonst einen Anlass zum Lachen – allerdings hilft es, wenn Sie regelmäßig üben und sich an die Heiterkeit der vorangegangenen Übungen erinnern. Erinnern Sie sich ruhig auch an besonders lustige Erlebnisse oder an Menschen mit einem unvergesslichen, ansteckenden Lachen – es wird Ihrem eigenen Lachen auf die Sprünge helfen.

> Üben Sie an einem Ort, an dem Sie sicher von niemandem gestört werden können. Grundloses Lachen fällt vor allem zu Anfang ohne überraschte Zuschauer wesentlich leichter. Manche Menschen können auch freier lachen, wenn sie währenddessen laute, lebhafte Musik abspielen.

> Stellen Sie sich vor den Spiegel, und lachen Sie drauflos. Kümmern Sie sich nicht darum, ob es anfangs vielleicht seltsam aussieht, sondern amüsieren Sie sich sogar noch darüber, und schneiden Sie, wenn Ihnen danach ist, ruhig die ein oder andere Grimasse. Öffnen Sie den Mund, und atmen Sie während des Lachens tief ein und aus. Wechseln Sie zwischen lautem Lachen und stillem Vor-sich-hin-Kichern ab, denn jeder Mensch hat seine eigene Art zu lachen.

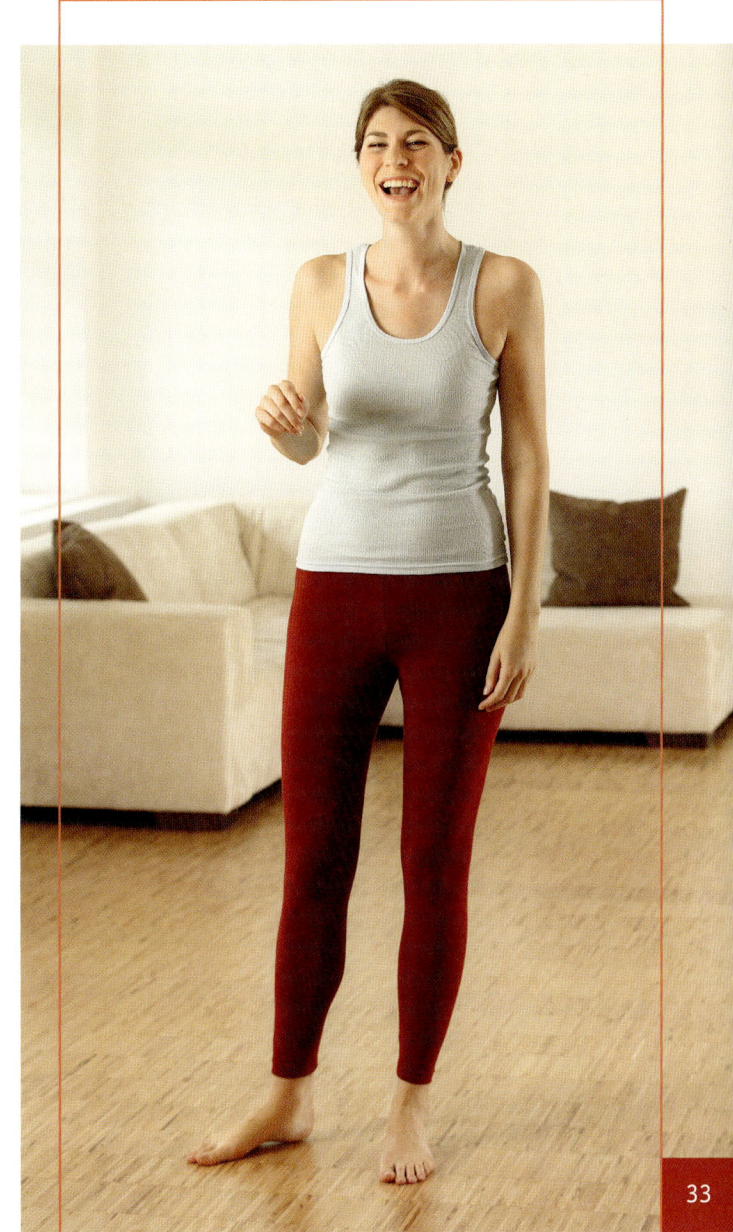

Pferderücken, Katzenbuckel

WAS ZEICHNET DIESE ÜBUNG AUS?

> Diese Übung stammt aus dem Yoga und dient vor allem dazu, die Wirbelsäule zu dehnen und beweglicher zu machen. Sie ist daher besonders empfehlenswert, wenn Sie nach langen Stunden am Schreibtisch oder bei beginnenden Rückenschmerzen nach einer Möglichkeit suchen, Ihren Rücken zu lockern und zu entspannen.

SO WIRD'S GEMACHT

> Um die Übung durchzuführen, brauchen Sie nichts weiter als ein Stück freien Boden. Ideal ist es, wenn dort ein Teppich oder eine Yoga- bzw. Isomatte liegt, um Ihre Knie zu schonen. Die Ausgangsstellung ist der Vierfüßerstand: Lassen Sie sich mit geradem Rücken auf Ihre Knie und Hände nieder. Führen Sie Pferderücken und Katzenbuckel drei Mal im Wechsel aus, wobei Sie eine Stellung stets langsam und behutsam in die andere übergehen lassen.

PFERDERÜCKEN

> Lassen Sie Ihren Rumpf nun als Erstes in Richtung Boden durchsinken: Kippen Sie Ihr Becken vor, gehen Sie leicht ins Hohlkreuz, und heben Sie den Kopf etwas an. Der Blick ist schräg nach vorne auf den Boden gerichtet.

Darauf sollten Sie achten:

>> *Platzieren Sie im Vierfüßerstand Ihre Hände direkt unter den Schultern. Ober- und Unterschenkel sollten einen rechten Winkel bilden, die Füße liegen entspannt auf dem Boden.*
>> *Achten Sie besonders darauf, dass Ihr gesamter Rücken gleichmäßig gerundet ist.*
>> *Vermeiden Sie es, den Kopf beim Pferderücken in den Nacken zu legen: Kopf und Hals setzen die Biegung der Wirbelsäule nur sanft fort, ohne nach hinten abzuknicken! Beim Katzenbuckel hängt der Kopf locker nach unten - ziehen Sie auf keinen Fall das Kinn zur Brust!*

> Drücken Sie bewusst die Brust heraus, um auch die Brustwirbelsäule zu dehnen. Gleichzeitig ziehen Sie die Schulterblätter leicht zur Wirbelsäule und in Richtung Po.
> Lösen Sie die Dehnung langsam wieder, und kehren Sie in die Ausgangsstellung zurück.

KATZENBUCKEL

> Danach wölben Sie Ihren Rücken nach oben: Lassen Sie währenddessen Ihren Kopf nach unten sinken, kippen Sie gleichzeitig das Becken nach

vorne und drücken Sie Ihren Rücken möglichst rund nach oben.

> Achten Sie besonders auf die Dehnung im unteren Rücken. Stellen Sie sich vor, dass der höchste Punkt des Bogens, den Ihr Rücken beschreibt, etwas oberhalb des Bauchnabels liegt.

> Lösen Sie die Dehnung langsam, und lassen Sie Ihren Rücken in die Ausgangsstellung zurücksinken.

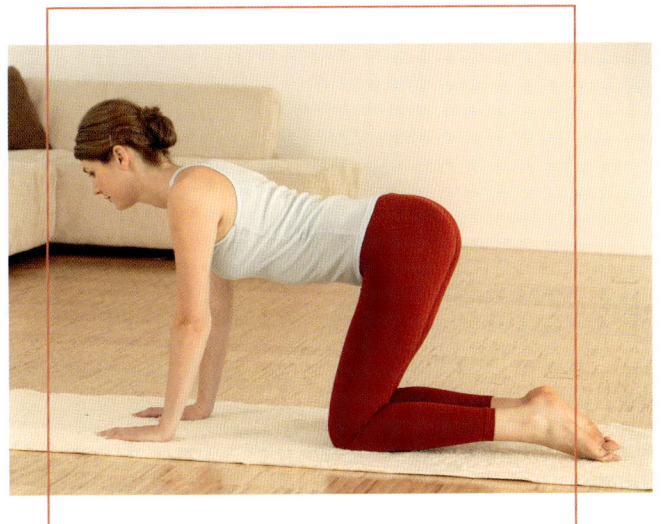

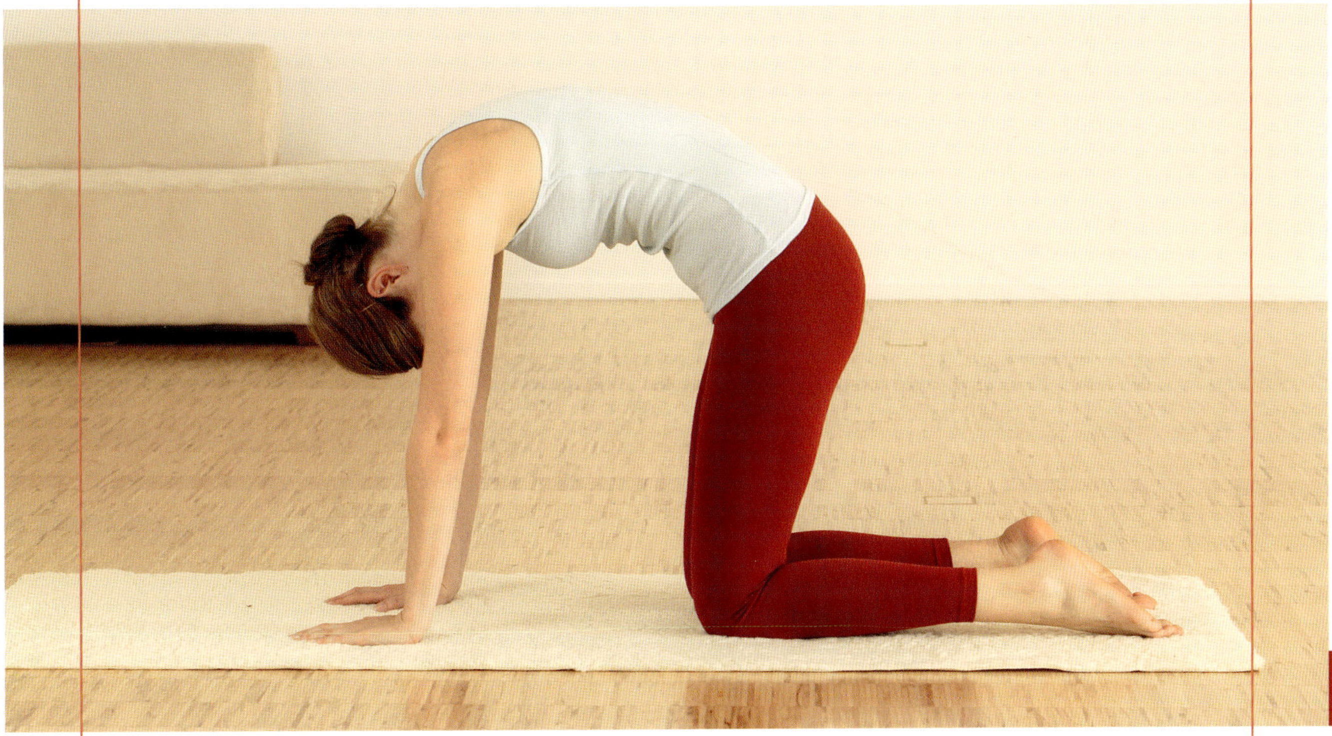

Eine entspannende Fußmassage

WAS ZEICHNET DIESE ÜBUNG AUS?

> Eine ausgiebige Fußmassage ist eine echte Wohltat für Körper und Geist – und sie kann zum Glück auch alleine durchgeführt werden. Laut Reflexzonen-Therapie steht der ganze Körper mit bestimmten Bereichen der Füße in Verbindung. Daher kann eine Fußmassage sogar bei Rücken- und Kopfschmerzen helfen.

SO WIRD'S GEMACHT

> Die Massage wird im Sitzen und auf nackter Haut durchgeführt. Massageöl ist dafür nicht nötig.
> Massieren Sie zuerst den linken Fuß. Legen Sie das linke Bein dafür mit dem Knöchel auf dem rechten Oberschenkel ab. Stützen Sie immer mit einer Hand den Fußrücken, während Sie mit der anderen Hand massieren.
> Als Auftakt zur Massage streichen Sie einige Male mit der flachen Hand fest über die Fußsohle, um den Fuß auf die Massage einzustimmen.

DIE FUSSSOHLEN LOCKERN

> Massieren Sie als Erstes mit dem Daumenballen in kleinen Kreisen die Fußsohle. Lassen Sie den Daumen dabei jeweils in geraden Bahnen von der Ferse bis zum Ansatz der Zehen wandern.

Darauf sollten Sie achten:

>> *Passen Sie die Stärke des Druckes an Ihre eigenen Bedürfnisse an: Die Massage sollte kräftig, aber nicht schmerzhaft sein.*
>> *Auch die Dauer der Massage können Sie je nach Gelegenheit variieren: Sie sollte nicht kürzer als 3 Minuten sein, aber Sie dürfen sie gerne auch länger ausdehnen.*

> Massieren Sie auf diese Weise die gesamte Fußsohle sowie die Innen- und Außenkante des Fußes und den Rand der Ferse.
> Danach streichen Sie die Fußsohle mit dem Daumen aus. Streichen Sie auch hier jeweils von der Ferse bis zu den Zehen, und folgen Sie den Zwischenräumen zwischen den Mittelfußknochen.

DIE ZEHEN MASSIEREN

> Als Nächstes werden die Zehen massiert. Drücken Sie dafür zunächst zwischen Daumen und Zeigefinger jeden Zeh von allen Seiten.
> Dann ziehen Sie die Zehen einzeln sanft in die Länge. Nehmen Sie sie dafür zwischen Ihre Fingerspitzen und lassen Sie diese beim Ziehen langsam bis zur Zehenspitze gleiten.

> Zum Abschluss der Massage schieben Sie Ihre Fingerspitzen zwischen die Zehen und legen den Daumen um die Fußkante. Nun haben Sie den Fuß fest im Griff und können ihn einige Male auf und ab bewegen und im Fußgelenk kreisen lassen.

> Danach wiederholen Sie die Massage auch am anderen Fuß.

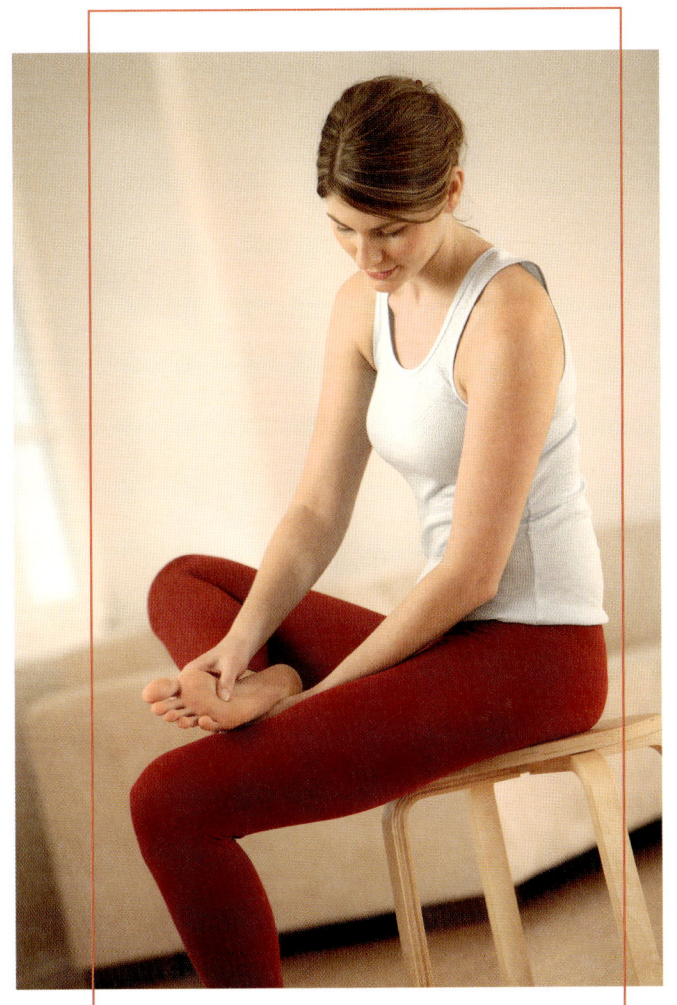

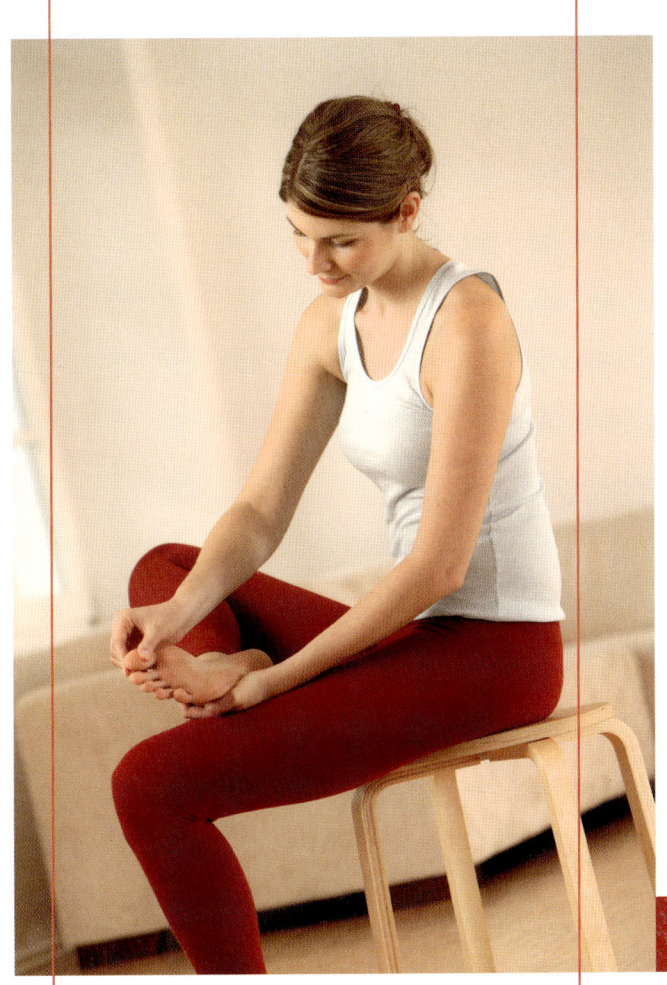

Das Mudra der Ruhe

WAS ZEICHNET DIESE ÜBUNG AUS?

> Mudras sind spezielle Haltungen der Hände, die in den hinduistischen Lehren Indiens zur Unterstützung der spirituellen Entwicklung verwendet werden. Den verschiedenen Mudras werden dabei spezifische Bedeutungen und Wirkungen zugeschrieben, da sie nicht nur bestimmte Bewusstseinszustände symbolisieren, sondern umgekehrt auch herbeiführen können.

> Das folgende »Mudra der Ruhe« verbindet Sie mit der Kraft der Erde und wirkt ausgleichend, insbesondere harmonisiert es verschiedene Energien, die nach den indischen Lehren den Körper durchströmen. Außerdem soll es vor negativen äußeren Einflüssen schützen – und damit auch vor Stress.

SO WIRD'S GEMACHT

> Da diese Übung eigentlich nur aus einer bestimmten Haltung der Hand besteht, kann sie prinzipiell nahezu überall und jederzeit durchgeführt werden – notfalls sogar unter dem Konferenztisch. Grundsätzlich kann das Mudra seine Wirkung jedoch umso besser entfalten, je intensiver Sie sich darauf einstimmen, und dabei hilft es, wenn Sie für kurze Zeit weder gestört noch abgelenkt werden.

Darauf sollten Sie achten:

>> *Nehmen Sie den Lotussitz nur ein, wenn Sie wirklich mühelos darin sitzen können. Bei Schmerzen und vor allem, wenn Sie unter Knieproblemen leiden, sollten Sie auf eine andere Haltung ausweichen.*

>> *Halten Sie Ihre Hände mindestens zwei bis drei Minuten in der Haltung des Mudras. Achten Sie während dieser Zeit auch darauf, ruhig und entspannt zu atmen.*

>> *Je stärker Sie sich auch geistig auf die Ruhe und Ausgeglichenheit einstimmen, die das Mudra repräsentiert, desto besser kann es wirken.*

>> *Auch regelmäßige Wiederholungen verstärken die Wirkung des Mudras.*

Nutzen Sie das Mudra der Ruhe daher am besten für eine kurze Pause, in der Sie sich ganz der Erholung widmen.

> Prinzipiell kann das Mudra in jeder Körperhaltung durchgeführt werden. Es hat sich jedoch bewährt, dafür den (halben) Lotussitz einzunehmen, da er die Konzentration auf das Mudra unterstützt und es leichter macht, in sich zu ruhen.

> Wichtig ist jedoch, dass Sie im Lotussitz bequem genug sitzen können, um auch den Rücken mühe-

los aufrecht zu halten und sich in Ruhe auf die Übung einzulassen. Ein kleines, festes Kissen (z. B. ein Meditationskissen) oder eine zusammengefaltete Decke unter dem Po können Ihnen dabei helfen. Sonst können Sie als Alternative auch den halben Lotussitz einnehmen (ein Fuß bleibt dicht am Körper auf dem Boden liegen, nur der andere wird an die Leiste gezogen) oder sich aufrecht auf einen Stuhl setzen, ohne den Rücken anzulehnen.

DAS MUDRA DER RUHE

> Schließen Sie die Augen und bilden Sie mit beiden Händen das Mudra:

> Legen Sie dafür die Fingerkuppen von Daumen und Ringfinger locker aneinander. Strecken Sie gleichzeitig Zeige-, Mittel- und kleinen Finger entspannt aus.

> Die Handflächen zeigen nach oben. Die Hände liegen entweder auf den Oberschenkeln bzw. Knien oder werden leicht seitlich vor dem Körper gehalten – spüren Sie nach, welche Haltung Ihnen mehr zusagt.

> Halten Sie das Mudra einige Minuten lang. Dann legen Sie die Hände entspannt auf die Oberschenkel oder in den Schoß und spüren noch einen Moment lang seiner Wirkung nach, bevor Sie die Augen wieder öffnen.

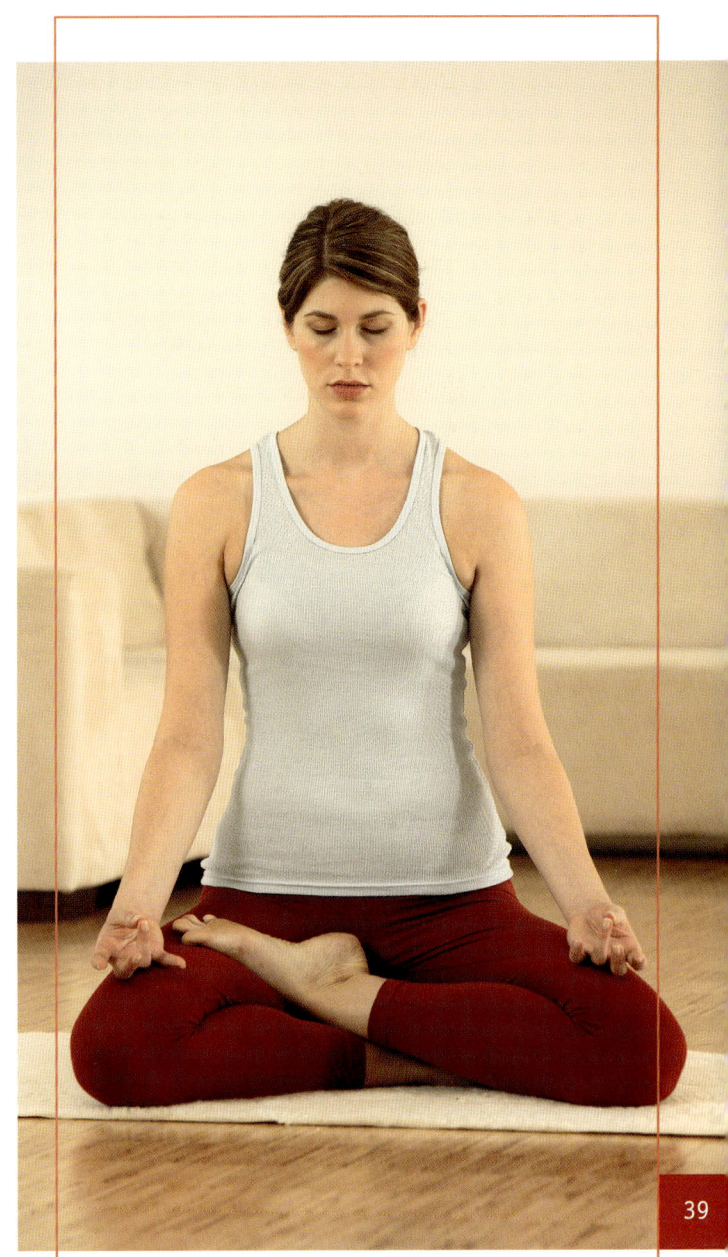

Raus aus dem Grübel-Karussell

WAS ZEICHNET DIESE ÜBUNG AUS?

> Kennen Sie diese Tage, an denen Probleme und Sorgen einfach nicht aus Ihrem Kopf verschwinden wollen? Die Gedanken daran kehren immer wieder, und sie machen es schwer, konzentriert über etwas anderes nachzudenken oder sich an den schönen Seiten des Lebens zu erfreuen. Oft ist dieses Grübel-Karussell belastender als das zugrunde liegende Problem selbst, denn es raubt viel Energie und vor allem die gute Laune.

> Solche Gedanken-Karusselle machen jedem von uns von Zeit zu Zeit zu schaffen. Mal drehen sie sich schnell und dauerhaft, mal machen sie sich nur ab und zu bemerkbar. Wichtig im Umgang mit ihnen ist, dass Sie sich stets darüber im Klaren sind, dass die Welt in Wirklichkeit gar nicht so düster ist, wie sie in solchen Momenten vielleicht aussehen mag – und dass Sie Mittel und Wege kennen, wie Sie das Gedanken-Karussell wieder zum Stillstand bringen können.

SO WIRD'S GEMACHT

> Der erste Schritt auf dem Weg aus dem Grübel-Karussell ist die Frage nach seinem Sinn: Wird irgendetwas besser, wenn Sie sich sorgenvollen Gedanken hingeben? Die Antwort lautet mit Sicherheit »Nein«. Um Probleme zu lösen und schwierige Aufgaben zu bewältigen, sind stattdessen kreative Ideen und eine Portion Mut nötig.

> Grübeln ist jedoch auf keinen Fall kreativ, da es sich immer nur um die negativen Aspekte einer Angelegenheit dreht. Und besonders viel Mut wird es Ihnen auch nicht machen – ganz im Gegenteil!

> Wenn Sie sich das bewusst machen, wird es Ihnen schon um einiges leichter fallen, sich nicht länger in ein Grübell-Karussell fallen zu lassen. Und auch die folgende Übung führt dann wesentlich schneller zum Erfolg.

EIN GRÜBEL-TAGEBUCH FÜHREN

> Trübe Gedanken einfach zu verdrängen funktioniert nur sehr selten. Viel effektiver ist es, sie sich kurz bewusst zu machen, um sie dann ebenso bewusst wieder loszulassen.

> Legen Sie dafür ein Grübel-Tagebuch an, in dem Sie belastende Gedanken auf Papier bannen können. Nehmen Sie sich dann bei Grübel-Attacken regelmäßig etwas Zeit, um folgendes zu tun:

> Schreiben Sie eine Seite voll mit all dem, was Sie momentan belastet. Lassen Sie den Gedanken freien Lauf, aber halten Sie jeden Gedanken nur ein Mal fest – danach ist er abgehakt. Akzeptieren Sie dabei die Ängste, die sich hinter den Grübeleien verbergen, und nehmen Sie sie ernst.

> Nehmen Sie Ihr Grübel-Tagebuch dann abends noch einmal zur Hand, und schreiben Sie zwei weitere Seiten: nun aber über die positiven Dinge in Ihrem Leben, über Ihre Pläne und Wünsche, über Herausforderungen, die Sie erfolgreich gelöst haben und darüber, wie schön Sie Ihre Zukunft gestalten möchten. Falls Ihnen Lösungen für die vorher festgehaltenen Probleme einfallen, notieren Sie auch diese, aber suchen Sie nicht bewusst danach. Nehmen Sie all das ernst, was Sie auf diesen Seiten schreiben – selbst wenn es Ihnen unter anderen Umständen verrückt oder zu optimistisch vorkommen mag. Und das Wichtigste: Schreiben Sie die zwei Seiten auf jeden Fall voll, auch wenn Sie sich dafür zuerst etwas ausdenken müssen!

> Dieses Grübel-Tagebuch wird Ihnen das beruhigende Gefühl schenken, sich ausreichend mit Ihren Sorgen beschäftigt zu haben, so dass Sie sie nicht länger im Kopf hin und her wälzen müssen – und gleichzeitig unterstützt es Sie darin, die schönen und positiven Seiten Ihres Lebens nicht völlig aus den Augen zu verlieren.

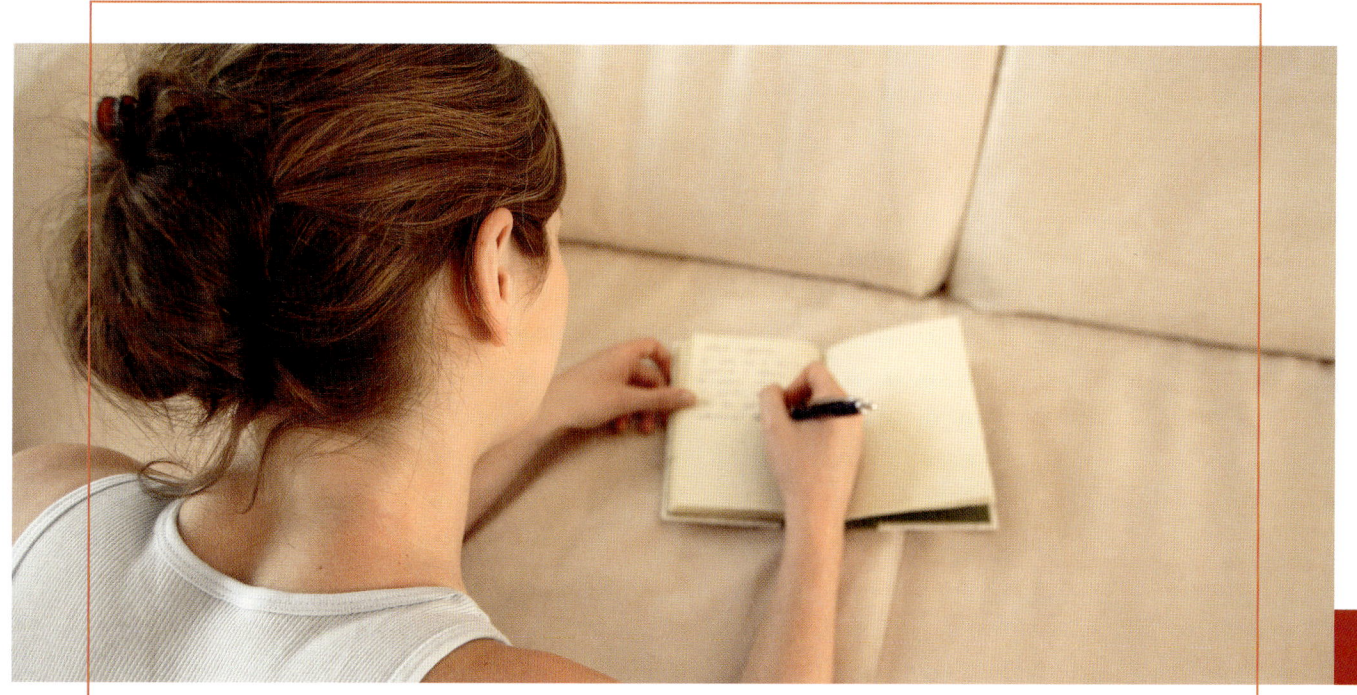

Die Schrägstellung

WAS ZEICHNET DIESE ÜBUNG AUS?

> Die Schrägstellung stammt aus dem Yoga und entfaltet ihre Wirkung dadurch, dass ein großer Teil des Körpers dabei eine höhere Lage einnimmt als der Kopf. Dadurch werden der Kreislauf und die gesamte untere Körperhälfte entlastet und der Kopf wird besser durchblutet. Darüber hinaus hat diese Haltung eine beruhigende Wirkung auf den Geist, sie lindert Nervosität und lässt aufgewühlte Gedanken zur Ruhe kommen.

SO WIRD'S GEMACHT

> Diese Übung wird in der Rückenlage durchgeführt. Sie brauchen dafür nur eine Unterlage wie einen Teppich oder eine Yoga- bzw. Isomatte und eventuell ein flaches Kissen oder eine zusammengefaltete Decke, um den Schultergürtel zu stützen (siehe Kasten).

DIE AUSGANGSPOSITION

> Strecken Sie Ihre Arme neben dem Körper aus, und legen Sie die Handflächen auf den Boden. Ziehen Sie zuerst das eine, dann das andere Bein angewinkelt zum Bauch.
> Strecken Sie beide Beine gleichzeitig langsam in Richtung Ihres Kopfes und leicht nach oben aus. Drücken Sie dabei mit Ihren Händen und Armen gegen den Boden, um das Gleichgewicht zu halten. Ihr Becken sollte sich dabei nach Möglichkeit von alleine vom Boden heben.

DIE ENDPOSITION

> Bringen Sie Ihre Beine ungefähr in einen 90-Grad-Winkel zu Ihrem Rumpf. Dabei hebt sich Ihr Becken noch etwas weiter in die Höhe.

Darauf sollten Sie achten:

>> *Bei akuten Beschwerden im Bereich der Halswirbelsäule oder HWS-Syndrom sollten Sie auf diese Übung besser verzichten. Nach ihrem Abklingen können Sie zu Anfang ein flaches Kissen oder eine zusammengefaltete Decke unter den Schultergürtel legen, um die Halswirbelsäule zu entlasten.*

>> *Vermeiden Sie die Übung außerdem, wenn Sie unter Kreislaufoder Augenerkrankungen, Entzündungen im Bereich des Kopfes, Bluthochdruck, Schwindelanfällen oder Asthma leiden, sowie nach einem Zwerchfellbruch oder in der Schwangerschaft (besonders in den letzten Monaten).*

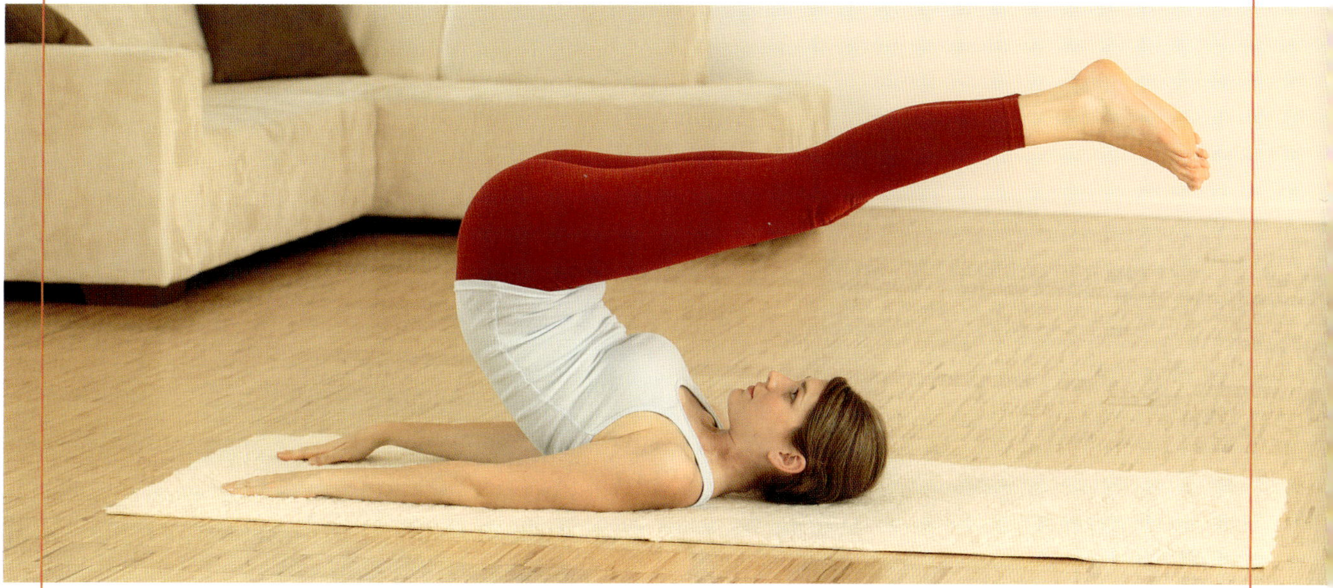

Stützen Sie sich dann mit den Händen im Kreuz
gut ab. Ziehen Sie dabei die Schulterblätter und
die Ellbogen zusammen, und heben Sie den Brustkorb leicht zum Kinn, so dass sich Ihre Wirbelsäule streckt.

> Bleiben Sie für einige Atemzüge in dieser Hal-
tung, und achten Sie dabei darauf, dass Ihre Wirbelsäule lang und gestreckt ist – vermeiden Sie es,
im Rumpf zusammenzusacken.

> Um die Übung zu beenden, lassen Sie Ihre Beine
leicht angewinkelt mit den Knien in Richtung des
Kopfes sinken. Legen Sie die Hände wieder auf
den Boden, und rollen Sie den Rücken langsam auf
der Unterlage ab.

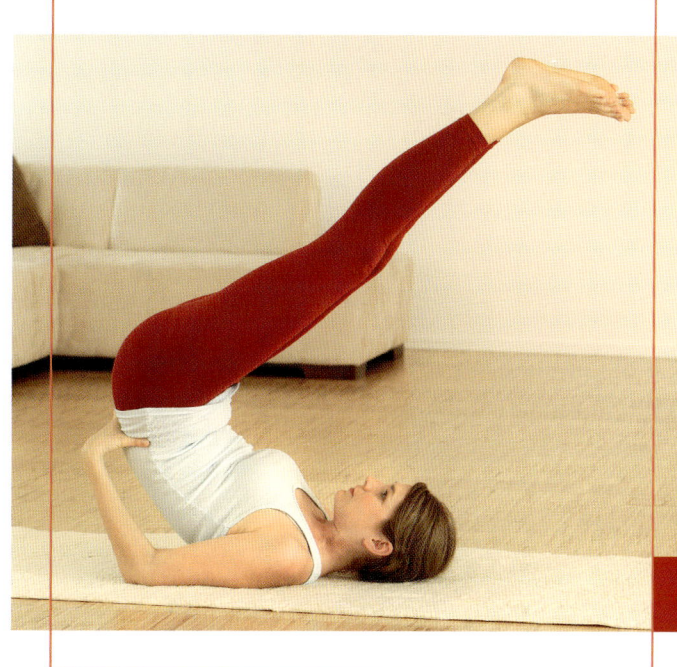

43

Die Bügelbrett-Meditation – Achtsamkeit im Alltag

WAS ZEICHNET DIESE ÜBUNG AUS?

> Achtsamkeit spielt in den buddhistischen Lehren und besonders im Zen eine zentrale Rolle. Achtsam zu leben bedeutet, sich der eigenen Gedanken und Handlungen völlig bewusst zu sein und sich ganz auf den gegenwärtigen Augenblick einzulassen – ohne diesen zu bewerten oder zu analysieren.

Darauf sollten Sie achten:

>> *Wenn Sie bemerken, dass sich plötzlich wieder ein Gedanke in Ihr Bewusstsein geschlichen hat, lassen Sie ihn einfach los, ohne ihn weiter zu beachten oder gar zu bewerten. Ärgern Sie sich vor allem nicht darüber! Gerade zu Anfang werden immer wieder Gedanken auftauchen. Ziel der Übung ist es, diese ohne weitere Beachtung wieder vergehen zu lassen.*

>> *Öffnen Sie Ihre Aufmerksamkeit für alle Details Ihrer aktuellen Tätigkeit, jedoch ohne diese zu analysieren oder zu bewerten - beobachten Sie einfach nur. Sie werden erstaunt sein, wie viele Details Ihnen bisher nie aufgefallen sind.*

Derart meditatives Arbeiten ist besonders dann eine große Erleichterung, wenn sich das Gedankenkarussell im Kopf nicht zum Stillstand bringen lässt oder bestimmte Sorgen uns einfach nicht zur Ruhe kommen lassen.

> Wie wirksam die Stressbewältigung durch achtsames Handeln ist, zeigt das von Prof. Dr. Kabat-Zinn an der Universitätsklinik von Massachusetts entwickelte »Mindfulness-Based Stress Reduction Program« (MBSR). Es kombiniert verschiedene Arten der Meditation, Yoga-Übungen und nicht zuletzt auch die Einübung von Achtsamkeit bei alltäglichen Handlungen.

> Die Bügelbrett-Meditation beruht ebenfalls auf dem Prinzip der Achtsamkeit. Das Bügeln ist dabei nur eine von vielen Tätigkeiten, bei denen Sie durch achtsames, ganz auf den Augenblick konzentriertes Handeln Stress lösen und innere Ruhe finden können. Im Zen wird sogar danach gestrebt, jeden einzelnen Augenblick des Tages in vollkommener Konzentration und meditativer Hingabe zu erleben. Um Ihr Leben zu entschleunigen und mehr Ruhe und Gelassenheit in den Alltag zu bringen, ist es jedoch schon eine große Hilfe, wenn Sie wenigstens bei bestimmten Aktivitäten nach Achtsamkeit streben.

> Eine gute Gelegenheit dafür sind eintönige Tätig-
keiten wie das Bügeln, die geradezu dazu verleiten,
in Gedanken ganz woanders zu sein und über
Probleme nachzugrübeln oder lange To-do-Listen
anzufertigen – eine sichere Methode, um sie zu
einer belastenden, kraftraubenden Angelegenheit
zu machen. Wenn Sie stattdessen versuchen, das
Bügeln als meditatives Arbeiten aufzufassen und
sich nur auf Ihre Bewegungen, deren Ergebnis und
den Augenblick zu konzentrieren, kann auch das
zu einer geistigen Erholungspause werden.
> Mit etwas Aufmerksamkeit werden Sie sicher
noch weitere Aktivitäten finden, die sich für eine
kleine Achtsamkeits-Meditation verwenden lassen,
beispielsweise Gartenarbeit, Zähneputzen (abends
erleichtert das sogar das Einschlafen) oder auch
Staubsaugen.

SO WIRD'S GEMACHT

> Zu Anfang fällt die Achtsamkeits-Meditation am
leichtesten bei einfachen Aufgaben, die nur wenig
Nachdenken erfordern und nicht allzu lange dau-
ern. Achtsames Arbeiten erfolgt in einem ähnlichen
Bewusstseinszustand wie eine Meditation: Sie lassen dabei alle Gedanken einfach los und konzentrieren sich ganz darauf, Ihre Aktivität zu beobach-
ten und jede Handlung bewusst und gelassen
durchzuführen.

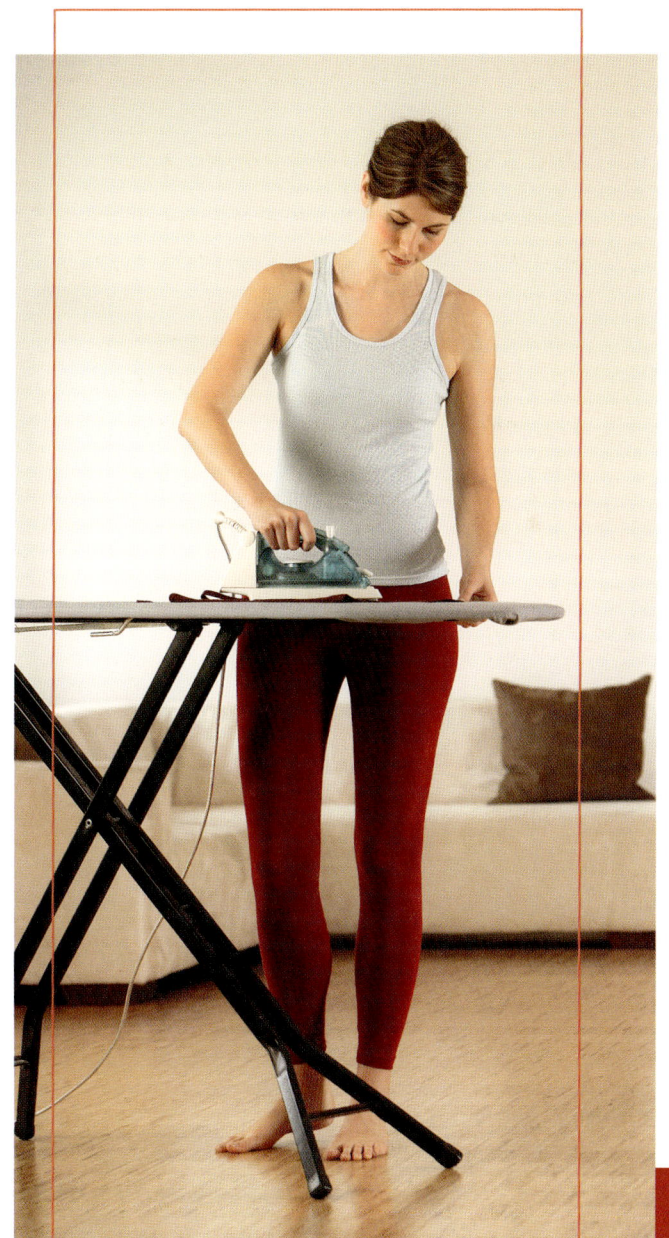

45

Horchen und sonst nichts tun

WAS ZEICHNET DIESE ÜBUNG AUS?

> Die Konzentration auf einen unserer Sinne führt ganz von alleine dazu, dass die übrigen Sinne während dieser Zeit in den Hintergrund treten. Da der am meisten genutzte Sinn das Sehen ist, kann es sehr entspannend sein, wenn dessen Wahrnehmungen einmal hinter die Eindrücke eines anderen Sinnes zurücktreten.

> Bewusstes Horchen ist eine Übung, die das Gedankenkarussell in unserem Kopf besonders effektiv zum Schweigen bringt. Durch die ausschließliche Konzentration auf das, was wir hören, werden die Gedanken unwillkürlich zum Stillstand gebracht - gleichzeitig den Geräuschen der Umgebung und den inneren Worten zu folgen, ist nämlich gar nicht so einfach.

SO WIRD'S GEMACHT

> Setzen Sie sich für diese Übung auf Ihr Sofa, den Boden oder einen Stuhl. Sie können den Rücken anlehnen und es sich rundum bequem machen - achten Sie nur darauf, dass die Ohren frei bleiben. Schließen Sie die Augen, atmen Sie ein paar Mal tief durch, und konzentrieren Sie sich ganz auf das, was über Ihren Hörsinn in Ihr Bewusstsein dringt.

Darauf sollten Sie achten:

>> *Diese Übung wirkt am besten, wenn Sie sie in der freien Natur durchführen - wer an einer vielbefahrenen Straße wohnt, wird deren Lärm nur schwerlich noch bewusst hören wollen. In einer ruhigen Gegend können Sie sich auch zu Hause dem Lauschen widmen, am besten bei geöffnetem Fenster.*

>> *Naturklänge wirken grundsätzlich besonders beruhigend, beispielsweise Vogelgezwitscher, das leise Rauschen des Windes oder das Trommeln von Regentropfen auf dem Dach.*

>> *Nehmen Sie die Klänge und Geräusche Ihrer Umgebung einfach nur wahr, ohne Sie zuzuordnen oder zu bewerten - sonst sind Sie im Nu wieder beim Denken und nicht mehr auf das Hören konzentriert.*

HORCHEN UND SONST NICHTS TUN

> Was hören Sie? Lassen Sie die Geräusche nach und nach auf sich einwirken. Zu Anfang nehmen Sie sicher vor allem Lautes wahr, vielleicht ein vorbeifahrendes Auto oder fernes Donnergrollen. Nach und nach werden sich Ihnen auch feinere Klänge

erschließen: das Brummen des Kühlschranks, das Zwitschern eines Vogels draußen vor dem Fenster, ein Radio im Nachbarhaus, das Rauschen des Windes in den Bäumen ...

> Lassen Sie alle Klänge einfach nur zu und verfolgen Sie ihr Auf und Ab, ihr Kommen und Gehen. Denken Sie nicht darüber nach, wodurch ein Geräusch verursacht wird: Nehmen Sie es einfach nur wahr, und achten Sie ausschließlich auf seinen Klang. Vergessen Sie das Denken, und gehen Sie ganz im Hören auf.

> Im Laufe der Zeit werden Sie bemerken, dass sich Ihr Gehör bei dieser Übung weiter verfeinert und Sie Geräusche bemerken, die vorher sicher auch schon vorhanden waren, aber nicht bis in Ihr Bewusstsein vorgedrungen sind.

> Beenden Sie die Übung nach fünf bis zehn Minuten. Spüren Sie einen Moment lang der Entspannung nach, die das Horchen in Ihrem Körper bewirkt hat, und der Losgelöstheit Ihrer übrigen Sinne. Dann kommen Sie in den Alltag zurück und öffnen die Augen.

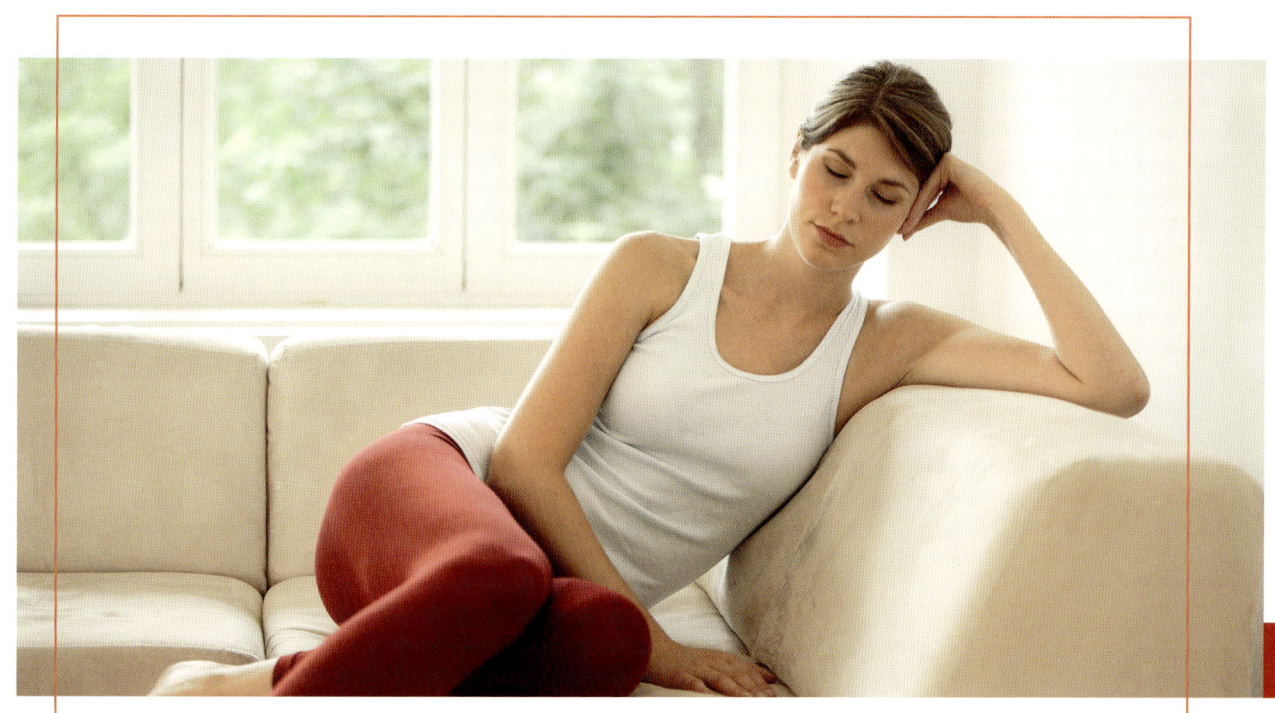

Geerdet wie ein Baum

WAS ZEICHNET DIESE ÜBUNG AUS?

> Diese Übung basiert auf der aus dem Yoga bekannten Baumstellung. Sie erfordert etwas Balance und stärkt bei häufigerer Durchführung den Gleichgewichtssinn. Außerdem hilft sie dabei, sich ganz auf die eigene Mitte zu konzentrieren und den Geist zu beruhigen.

Darauf sollten Sie achten:

>> *Um die Haltung zu stabilisieren, drücken Sie den Fuß des Spielbeins und das Knie des Standbeins leicht gegeneinander.*

>> *Das Hauptziel der Übung ist es, das Gleichgewicht zu halten. Der Fuß muss nicht zwingend so weit wie möglich nach oben gezogen werden. Anfänger können mit der Übung beginnen, indem sie den Fuß dicht oberhalb des Knöchels ans Standbein legen.*

>> *Wer Probleme mit Knien, Sprunggelenken oder der Hüfte hat, sollte den Fuß grundsätzlich nur oberhalb des Knöchels ans Standbein legen und die Übung vor allem anfangs nur kurz durchführen.*

SO WIRD'S GEMACHT

> Üben Sie in bequemer Kleidung – Sie können sich besser auf Ihr Gleichgewicht konzentrieren, wenn der Hosenbund nicht kneift.
> Bei der Übung stehen Sie stets nur auf Ihrem Standbein. Das ist das Bein, auf dem Sie sicherer stehen. Ein Seitenwechsel findet nicht statt.

DIE AUSGANGSPOSITION

> Stellen Sie sich aufrecht hin, die Füße parallel nebeneinander. Breiten Sie Ihre Arme zu den Seiten hin aus, die Handflächen zeigen zum Boden.
> Winkeln Sie Ihr Spielbein an und ziehen Sie es nach oben, bis der Fuß am Knie liegt. Das Knie zeigt dabei nach vorne.

DIE ENDPOSITION

> Dann drehen Sie das Bein aus der Hüfte so weit wie möglich nach außen, so dass das Knie zur Seite zeigt, und legen Ihre Handflächen oberhalb Ihres Scheitels zusammen, so dass die gestreckten Fingerspitzen nach oben weisen.
> Spannen Sie Ihren Beckenboden an, und strecken Sie Ihren Körper aufrecht gen Zimmerdecke.
> Atmen Sie dabei ruhig und entspannt weiter, und halten Sie die Stellung einige Atemzüge lang. Dann lassen Sie das Spielbein langsam wieder zu Boden gleiten und die Arme sinken.

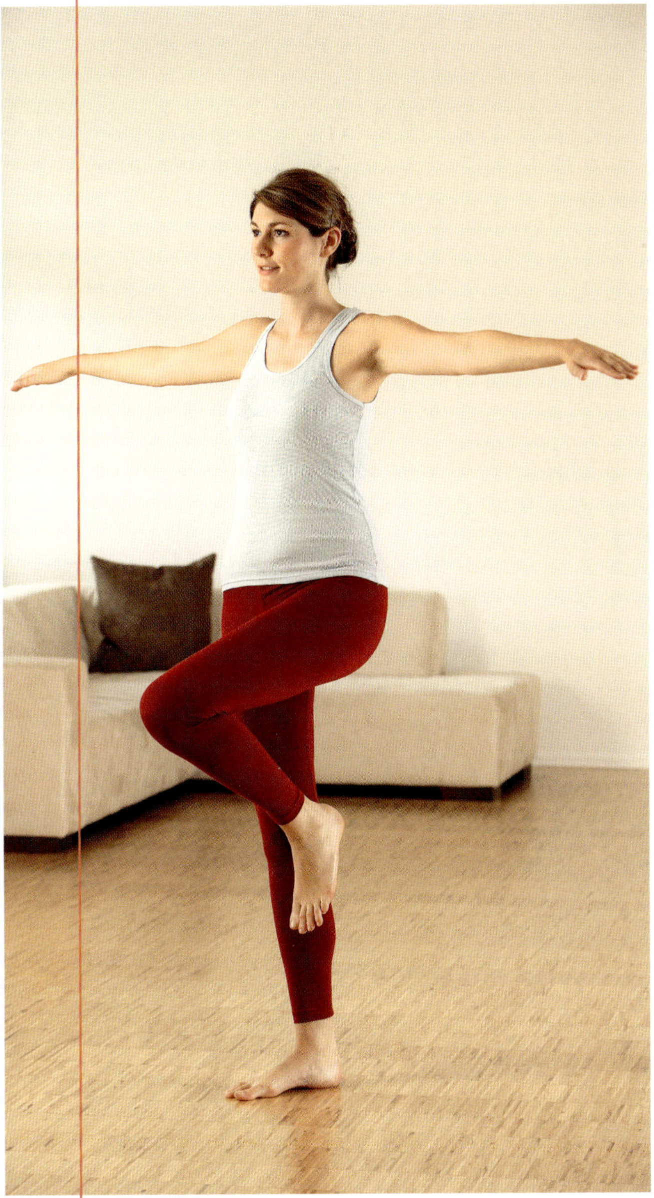

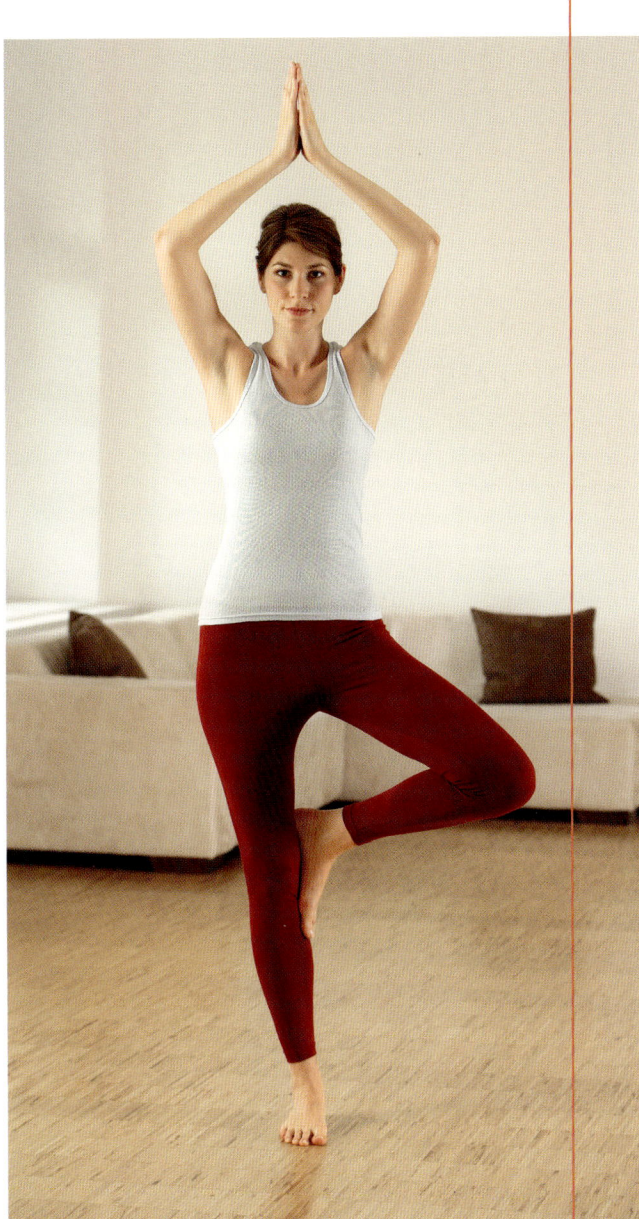

Mini-PMR – Schultern, Arme und Beine ganz entspannt

WAS ZEICHNET DIESE ÜBUNG AUS?

> Die Progressive Muskel-Relaxation nach Jacobson (PMR) ist eine bewährte Entspannungstechnik, bei der verschiedene Muskelgruppen der Reihe nach angespannt und danach wieder entspannt werden. Der Wechsel von Anspannung und Entspannung lockert die Muskeln besonders effektiv und ist einfach und schnell zu erlernen – und er sorgt in kürzester Zeit für Entspannung.

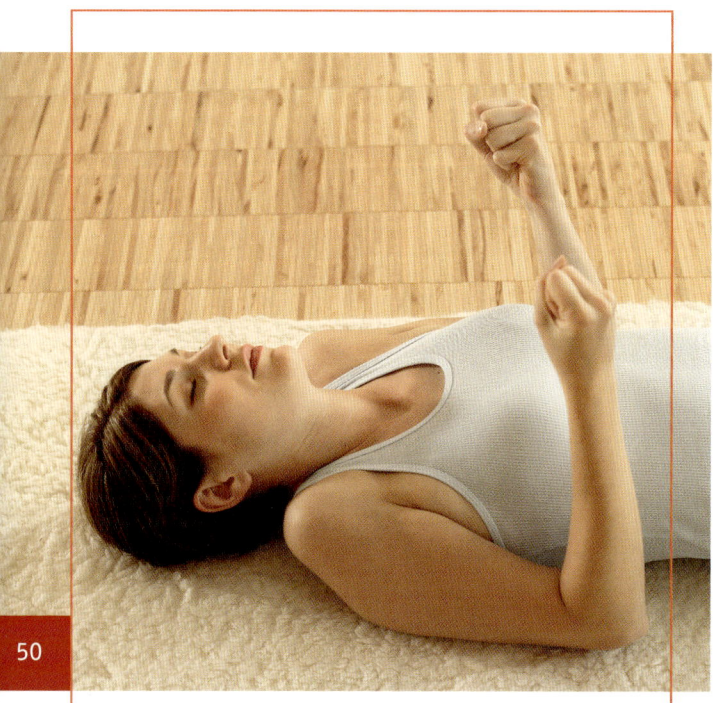

> Die folgende Übung konzentriert sich auf die Schultern, Arme und Beine. Eine Mini-PMR-Übung für Gesicht, Rücken und Becken finden Sie auf Seite 26. Wenn Sie möchten, können Sie die beiden Übungen auch kombinieren.

SO WIRD'S GEMACHT

> Für diese Übung brauchen Sie nichts weiter als bequeme Kleidung sowie einen weichen Teppich oder eine Yoga- bzw. Isomatte als Unterlage. Die Übung wird in Rückenlage durchgeführt, die Arme liegen neben dem Körper.

SCHULTERN UND ARME ENTSPANNEN

> Schließen Sie die Augen, und konzentrieren Sie sich auf Ihre Schultern.
> Spannen Sie die Schultermuskeln an, und ziehen Sie die Schultern nach hinten und oben zusammen.
> Halten Sie die Spannung etwa 5 Sekunden lang, dann lassen Sie sie los und spüren ebenso lange der Entspannung nach.
> Als Nächstes konzentrieren Sie sich auf Ihre Arme.
> Ballen Sie die Hände zu Fäusten, winkeln Sie die Arme an und spannen Sie die Bizepsmuskeln, indem Sie beide Fäuste in Richtung der Schultern ziehen.

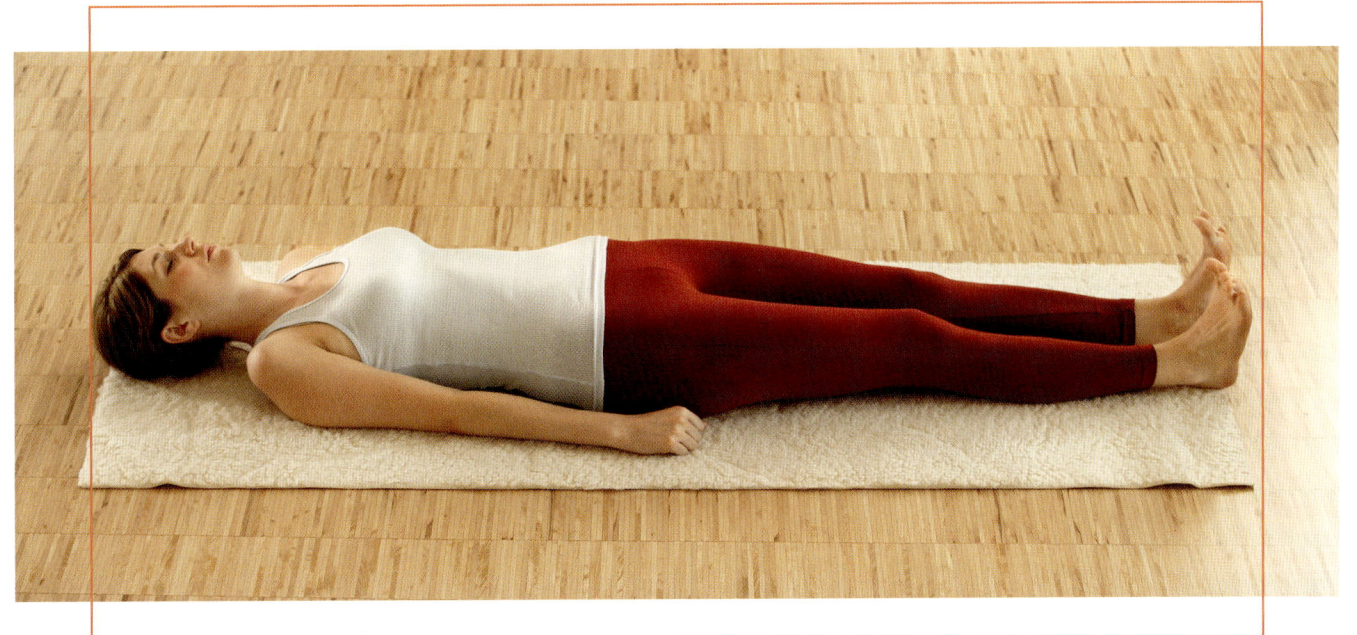

> Halten Sie die Spannung ungefähr für 5 Sekunden. Dann lassen Sie sie los und spüren ebenso lange nach, wie sich Ihre Muskeln entspannen.

DIE BEINE ENTSPANNEN

> Zuletzt konzentrieren Sie sich auf ihre Beine.
> Ziehen Sie die Zehen an, strecken Sie die Füße, drücken Sie die Fersen fest gegen den Boden und spannen Sie den Po an.
> Halten Sie die Spannung etwa 5 Sekunden lang, dann lassen Sie sie los. Spüren Sie zum Abschluss mindestens ebenso lange der Entspannung in allen Muskeln nach.

Darauf sollten Sie achten:

>> Es genügt, jeden Muskel etwa 4 bis 5 Sekunden lang anzuspannen.
>> Halten Sie auf keinen Fall den Atem an, während Sie die Muskeln anspannen, sondern atmen Sie entspannt weiter.
>> Je öfter Sie PMR-Übungen durchführen, desto effektiver und schneller entfalten sie ihre Wirkung - Ihre Muskeln üben das Entspannen dabei regelrecht ein.

Laut seufzen und entspannen

WAS ZEICHNET DIESE ÜBUNG AUS?

> Diese aus dem Yoga stammende Atemübung hilft besonders dabei, Spannungen loszulassen, sich von geistigen Belastungen frei zu machen und neue Kraft zu schöpfen. Sie kombiniert die bewusste Atmung mit einer einfachen Bewegung, die ihre Wirkung noch verstärkt.

SO WIRD'S GEMACHT

> Da die Übung nicht ganz lautlos vonstatten geht, eignet sie sich am besten für die Durchführung zu Hause. Dafür benötigen Sie auch nichts weiter als einen ungestörten Raum und genügend Platz, damit Sie sich ohne anzustoßen mit gestreckten Armen vornüber beugen können.

> Stellen Sie sich mit gegrätschten Beinen aufrecht hin. Die Fußspitzen zeigen leicht schräg zur Seite, die Arme hängen locker neben dem Körper herab. Atmen Sie einige Male tief durch, um sich auf die Übung einzustimmen. Wiederholen Sie die gesamte Übung drei bis fünf Mal.

ENERGIE AUFNEHMEN

> Atmen Sie tief ein, und heben Sie dabei langsam Ihre Arme seitlich bis hoch über den Kopf. Stellen Sie sich dabei vor, wie Sie mit dem Einatmen neue Energie aufnehmen. Am Ende der Einatmung sind Ihre Arme ganz nach oben gestreckt, die Handflächen weisen dabei nach vorne.

DIE ANSPANNUNG LOSLASSEN

> Nun lassen Sie Ihre gestreckten Arme und Ihren Oberkörper nach vorne und unten fallen und atmen gleichzeitig mit einem kräftigen Seufzen auf »Haaa« aus. Ihre Arme schwingen zwischen Ihren gegrätschten Beinen hindurch. Stellen Sie sich dabei vor, wie Sie mit dem Seufzen alles Belastende ausatmen, und wie bei der Bewegung die Anspannung von Ihnen abfällt. Lassen Sie Arme und Oberkörper zwei bis drei Atemzüge lang auspendeln, bevor Sie sich langsam aufrichten.

Darauf sollten Sie achten:

>> *Führen Sie den zweiten Teil der Übung ruhig schwungvoll durch, aber achten Sie auf einen sicheren Stand, um nicht umzufallen.*

>> *Sie müssen das »Haaa« nicht laut rufen, damit die Übung Wirkung zeigt. Oft genügt es auch schon, wenn Sie es mit Ihrem Atem einfach nur kraftvoll aus sich herausströmen lassen.*

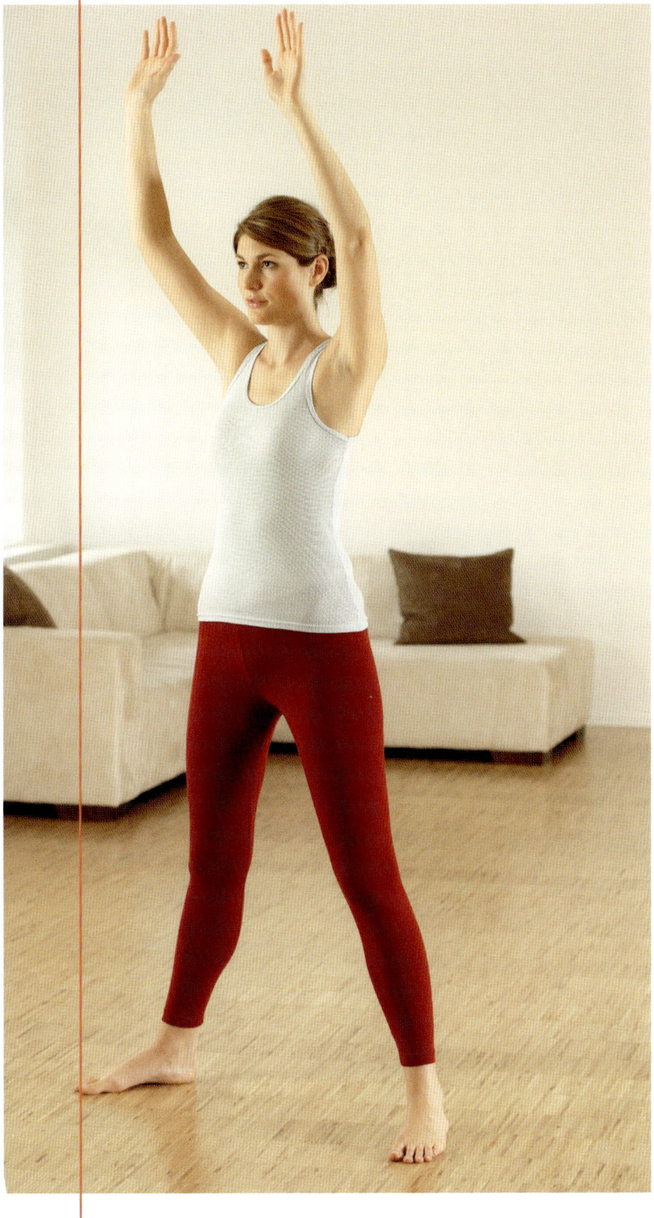

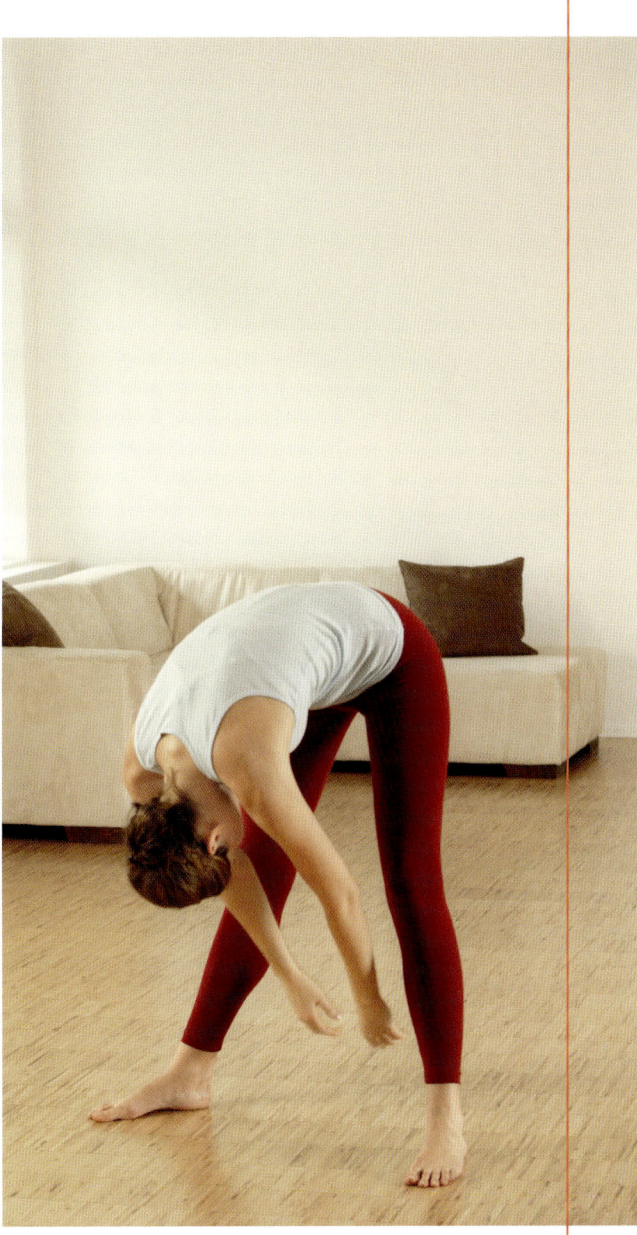

Dem Atem folgen

WAS ZEICHNET DIESE ÜBUNG AUS?

> Diese Übung ist eine Kombination aus Atem-
übung und Meditation: Indem Sie Ihre Aufmerk-
samkeit ganz auf Ihren Atem konzentrieren, wird
er automatisch tiefer und ruhiger, während Sie
gleichzeitig innerlich zur Ruhe kommen.

SO WIRD'S GEMACHT

> Diese Übung können Sie am besten im Fersensitz
durchführen. Um bequemer zu sitzen, können Sie
dabei ein Kissen zwischen Fersen und Po legen.
Alternativ dazu können Sie sich auch auf einen
Stuhl oder im Schneidersitz auf den Boden setzen.
Achten Sie in jedem Fall darauf, dass Ihr Rücken
gerade aufgerichtet ist, damit der Atem frei fließen
kann.

> Legen Sie Ihre Hände locker auf den Oberschen-
keln ab, und schließen Sie die Augen. Dann atmen
Sie ein Mal tief aus und lassen dabei bewusst die
Anspannung im Gesicht und in den Schultern los.

DEM ATEM FOLGEN

> Richten Sie nun Ihre gesamte Aufmerksamkeit auf
das Kommen und Gehen Ihres Atems:

> Spüren Sie, wie Ihr Atem durch die Nase ein-
strömt und durch den Rachen in die Luftröhre und

Darauf sollten Sie achten:

>> *Lassen Sie den Mund während der
gesamten Übung geschlossen, und
atmen Sie ausschließlich durch die
Nase.*

>> *Atmen Sie mindestens ebenso lange
aus, wie Sie einatmen, und lassen
Sie den Atem ruhig und frei fließen.*

zur Lunge fließt. Folgen Sie ihm beim Ausatmen in
die entgegengesetzte Richtung.

> Beobachten Sie, wie sich Ihr Brustkorb im Rhyth-
mus Ihrer Atmung hebt und senkt. Spüren Sie, wie
er sich ausdehnt, während Sie einatmen, und wie
er sich beim Ausatmen wieder entspannt.

> Beim Einatmen dehnt sich auch Ihr Bauch leicht
aus, beim Ausatmen entspannt er sich. Spüren Sie
nach, wie sich der Atem vom Brustkorb bis in den
Bauchraum ausdehnt.

> Lassen Sie nun Ihre Gedanken beim Ausatmen
nach und nach los, bis nur noch das Atmen Ihre
Wahrnehmung erfüllt.

> Atmen Sie dann noch einige Male tief durch, be-
vor Sie sich aus Ihrer Versenkung lösen. Öffnen Sie
die Augen, strecken Sie die Arme und räkeln Sie
sich, um wieder ganz ins Hier und Jetzt zurückzu-
kehren.

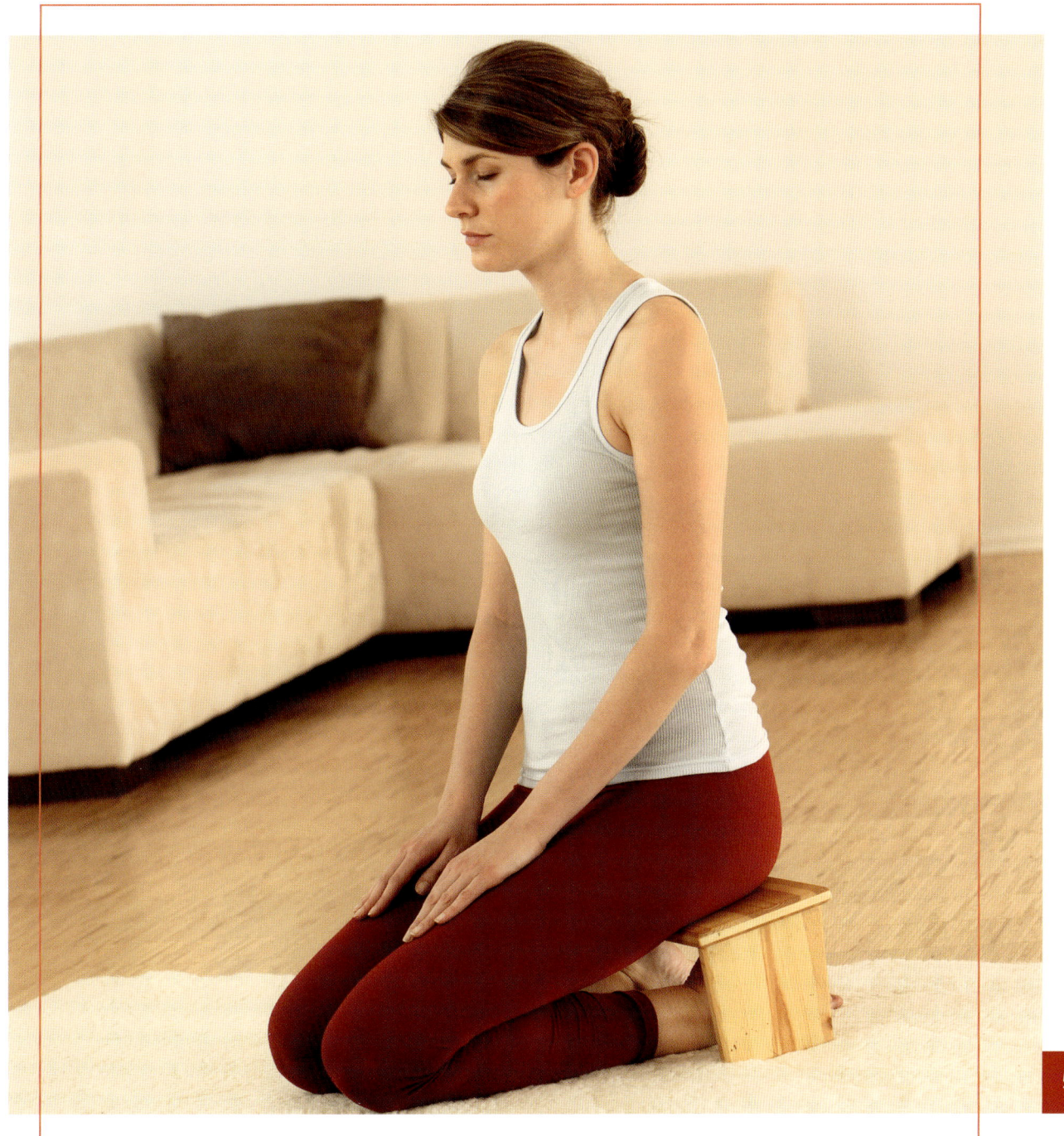

Spannungen in den Schultern loslassen

WAS ZEICHNET DIESE ÜBUNG AUS?

> Psychische Anspannung drückt sich besonders oft in hochgezogenen Schultern, einem verkrampften Nacken und zusammengebissenen Zähnen aus. Verspannte Schultern sind daher ein erstes Alarmsignal, dass eine Pause nötig ist. Mit dieser Übung können Sie die Zeit gleich dafür nutzen, Ihre Schultern wieder zu lockern.

SO WIRD'S GEMACHT

> Die Übung wird im Sitzen durchgeführt. Achten Sie auf einen aufrechten Rücken, der Blick ist entspannt geradeaus gerichtet, die Arme hängen locker neben dem Körper herab.

Darauf sollten Sie achten:

>> *Achten Sie darauf, während der gesamten Übung ruhig und fließend zu atmen, und halten Sie auch während des Kreisens keinesfalls die Luft an.*
>> *Bewegen Sie ausschließlich Schultern und Arme, und halten Sie Rücken und Nacken aufrecht und locker, vor allem beim ersten Teil der Übung.*

ENTSPANNUNG FÜR JEDE SCHULTER

> Atmen Sie tief aus, und ziehen Sie beim Einatmen die linke Schulter langsam so weit wie möglich nach oben.
> Halten Sie die Spannung 4 Sekunden lang, während Sie ruhig weiteratmen. Dann lassen Sie die Schulter locker wieder nach unten fallen.
> Wiederholen Sie dies noch zwei Mal mit der linken Schulter. Danach wiederholen Sie den gesamten Ablauf mit der rechten Schulter.

MIT DEN SCHULTERN KREISEN

> Lassen Sie nun beide Schultern gleichzeitig zuerst nach vorne kreisen: Bewegen Sie die Schultern in einer fließenden Bewegung nach vorne, nach oben, nach hinten und schließlich wieder nach unten.
> Wiederholen Sie den Ablauf mehrere Male.
> Dann lassen Sie die Schultern auch entgegengesetzt kreisen: zuerst nach hinten, dann nach oben, nach vorne und nach unten.
> Wiederholen Sie auch das mehrere Male.
> Zuletzt lassen Sie Ihre ausgestreckten Arme gleichzeitig neben dem Körper kreisen: zuerst drei Mal von hinten über den Kopf nach vorne und wieder nach unten, danach drei Mal von vorne über den Kopf nach hinten und wieder nach unten.

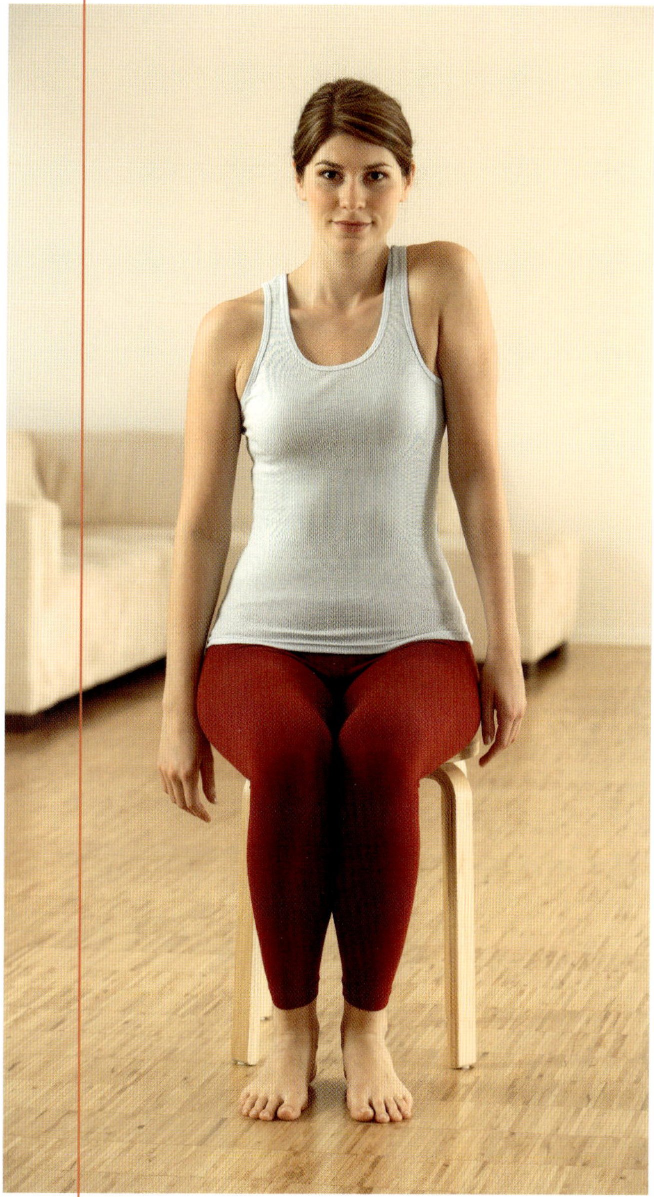

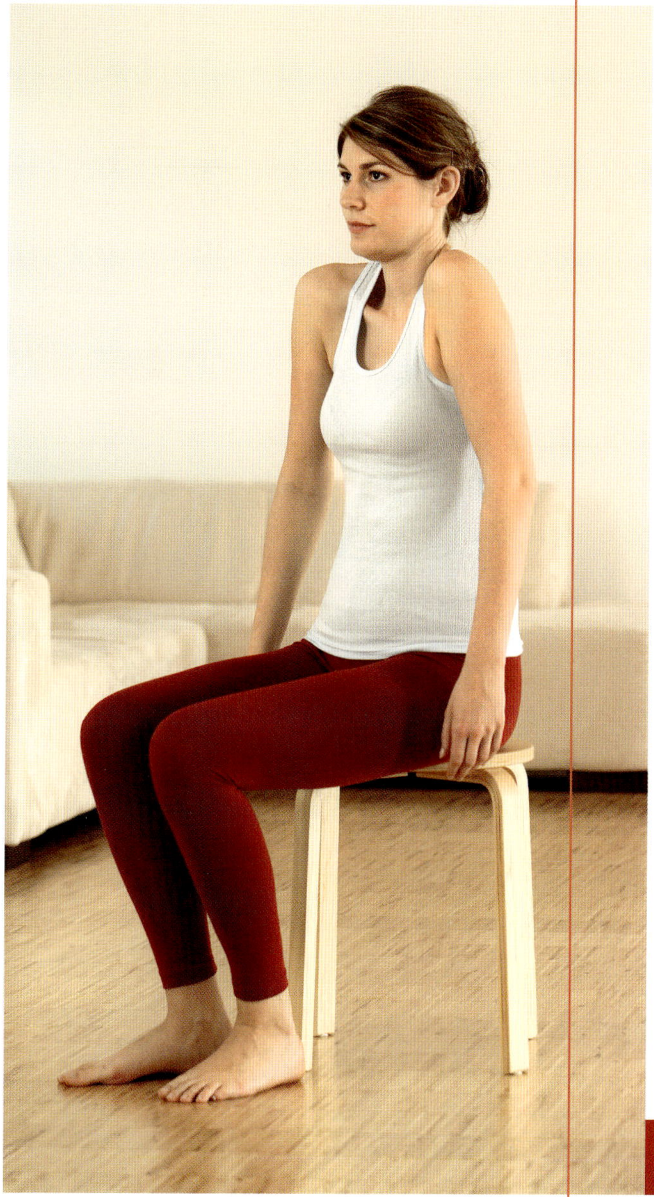

Atemräume bewusst aufspüren

WAS ZEICHNET DIESE ÜBUNG AUS?

> Eine ruhige, tiefe Atmung ist der erste Schritt zur völligen Entspannung. Während bei Anspannung und Stress die Atmung automatisch flach und schneller wird, kann umgekehrt bewusstes, langsames Atmen dazu beitragen, dass Sie wieder zur Ruhe kommen und sich rundum wohl fühlen.

SO WIRD'S GEMACHT

> Für diese Übung legen Sie sich auf den Rücken. Am besten ist es, wenn Sie auf einer festen Unter-

Darauf sollten Sie achten:

>> *Lassen Sie den Mund während der gesamten Übung geschlossen, und atmen Sie ausschließlich durch die Nase.*

>> *Atmen Sie mindestens ebenso lange aus, wie Sie einatmen, und lassen Sie den Atem ruhig und frei fließen.*

>> *Falls Ihnen während der Übung schwindlig wird, beenden Sie sie. Öffnen Sie die Augen und setzen Sie sich bequem hin, bis das Schwindelgefühl vorbei ist.*

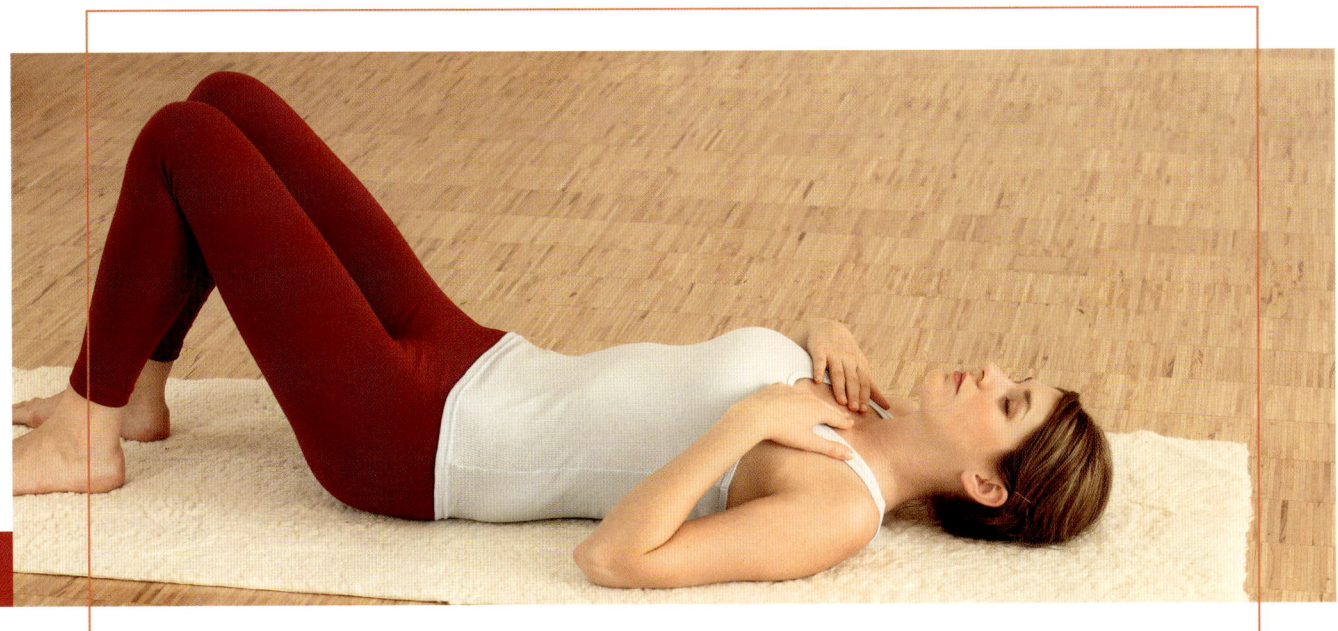

lage wie einem Teppich liegen, aber die Übung lässt sich auch auf der Couch durchführen. Stellen Sie die Beine auf, und schließen Sie die Augen.

DIE ATMUNG IM BRUSTKORB SPÜREN

> Legen Sie Ihre Hände flach auf den Brustkorb, die Fingerspitzen liegen an den Schlüsselbeinen. Atmen Sie frei weiter und spüren Sie, wie sich Ihr Brustkorb im Atemrhythmus hebt und senkt.
> Spüren Sie auch der Wärme und dem Gewicht Ihrer Hände nach, und geben Sie sich ganz dem Fließen Ihres Atems hin. Atmen Sie so einige Momente lang ganz entspannt weiter.

DIE ATMUNG IM BAUCH SPÜREN

> Legen Sie Ihre Hände auf Ihren Bauch, die linke Hand oberhalb des Bauchnabels, die rechte Hand etwas darunter. Fühlen Sie, wie sich Ihr Bauch hebt und senkt.
> Auch hier lenken das Gewicht und die Wärme Ihrer Hände Ihre Konzentration ganz automatisch in Ihren Bauchraum, und Ihre Atmung wird sich von allein vertiefen. Genießen Sie das ruhige, entspannte Gefühl, das sich dabei einstellt.
> Zuletzt legen Sie Ihre Hände noch einen Moment lang neben Ihrem Körper ab. Dann öffnen Sie die Augen und strecken sich, um die Übung zu beenden.

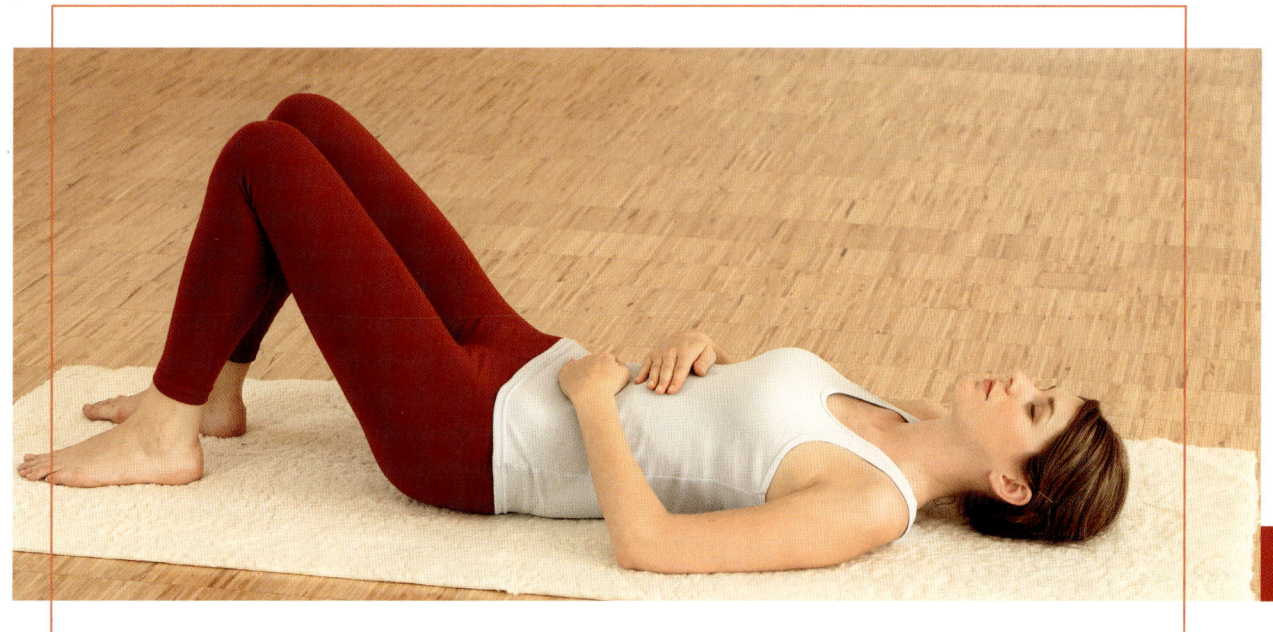

Mehr Genießen: die Schokoladen-Meditation

WAS ZEICHNET DIESE ÜBUNG AUS?

> Ähnlich wie die Bügelbrett-Meditation (Seite 44) basiert auch diese Übung auf der Tatsache, dass Achtsamkeit den Geist beruhigt und wirksam Stress abbaut.

Darauf sollten Sie achten:

>> *Über die Kalorien müssen Sie sich bei der Schokoladen-Meditation keine Sorgen machen – schließlich nehmen Sie höchstens zwei Stückchen oder zwei Pralinen zu sich, und werden die Übung sicher nicht mehrmals täglich durchführen. Ganz im Gegenteil kann diese Übung sogar dazu beitragen, auch im Alltag langsamer und genussvoller zu essen, die Vielfalt der möglichen Geschmacks-Empfindungen wiederzuentdecken und einen bewussteren Umgang mit dem Essen zu entwickeln.*

>> *Falls Sie tatsächlich einmal keine Schokolade essen wollen, keine zur Hand haben oder sich auch mit anderen Aromen vertraut machen möchten, können Sie die Übung auch gut mit kleingeschnittenem, frischem Obst durchführen.*

> Während es bei der Bügelbrett-Meditation jedoch darum geht, Achtsamkeit in alltäglichen Tätigkeiten zu üben, ist die Schokoladen-Meditation ganz für Genießer gedacht. Die Konzentration ist dabei vor allem auf das Wahrnehmen aller Sinneseindrücke gerichtet.

SO WIRD'S GEMACHT

> Gönnen Sie sich für diese Übung eine hochwertige Schokolade, die mit ihrem Aroma den Gaumen verführt, oder gleich eine feine Praline. Da Sie ja nur ein oder zwei Stücke davon zu sich nehmen, lohnt es sich, in Qualität zu investieren – schließlich haben Sie sich eine leckere kleine Pause verdient!

> Außerdem brauchen Sie für die Schokoladen-Meditation einen bequemen, ablenkungsfreien Sitzplatz, an dem Sie sich ganz dem Genuss hingeben können, ohne auf unerledigte Hausarbeit, Zeitschriften oder einen chaotischen Schreibtisch blicken zu müssen.

MIT ALLEN SINNEN GENIESSEN

> Richten Sie Ihre Pralinen oder Schoko-Stücke auf einem kleinen Teller an, und machen sie es sich bequem. Pralinen können Sie vorher mit einem

Messer teilen, um gleich einen Blick auf die Füllung werfen zu können.

> Konzentrieren Sie sich dann mit allen Sinnen auf die Schokolade und aufs Genießen: Betrachten Sie die Schokolade, und achten Sie darauf, wie Ihre Oberfläche beschaffen ist und welche Farbnuancen Sie entdecken können. Bei Pralinen können Sie sich die vielversprechende Füllung ansehen.

> Nehmen Sie ein Stück Schokolade, und schnuppern Sie daran. Nehmen Sie den Duft in all seinen Nuancen wahr: Ist er süß oder eher bitter, stark oder schwach, einfach nur schokoladig, oder können Sie auch die Aromen von Früchten oder anderen Zutaten wahrnehmen? Achten Sie auch darauf, wie sich die Schokolade in Ihren Fingern anfühlt: Beginnt sie schon zu schmelzen, oder ist sie kühl und fest? Fühlt sie sich hart oder eher weich an?

> Zuletzt stecken Sie die Schokolade in den Mund und geben sich endlich ganz ihrem Aroma hin. Fühlen Sie, wie sie auf Ihrer Zunge schmilzt, und schmecken Sie, wie sich ihre Aromen nach und nach entfalten. Vermeiden Sie es dabei, die Schokolade gleich zu zerkauen und zu schlucken: Lassen Sie sie lieber eine Weile im Mund zergehen, um ihr Aroma ganz auszukosten.

> Essen Sie auch den Rest der Schokolade auf diese Weise ganz langsam, genüsslich und bewusst, und achten Sie dabei weiter auf die Wahrnehmungen

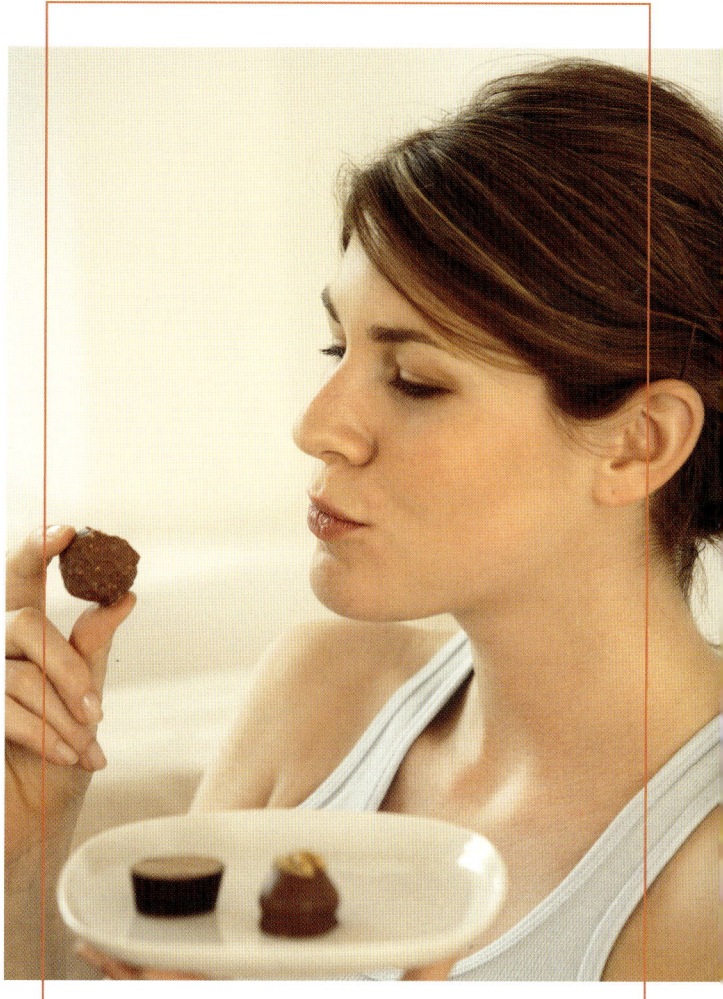

Ihrer Sinne, und, ob sie sich verändern. Manchmal schmeckt dieselbe Schokolade beim zweiten Stück süßer, oder der Geschmack scheint noch intensiver zu werden.

Die Krokodil-Übung

WAS ZEICHNET DIESE ÜBUNG AUS?

> Die Krokodil-Übung stammt aus dem Yoga. Sie dehnt die Brustmuskulatur und hilft vor allem bei schlechter Haltung und verkrampften Schultern dabei, sich zu entspannen. Auch der untere Rücken wird durch die Übung gedehnt und entspannt. Außerdem vertieft sie die Atmung, was beim Loslassen von psychischer Anspannung hilft.

SO WIRD'S GEMACHT

> Die Übung wird im Liegen auf dem Boden durchgeführt. Ideal ist es, wenn Sie eine nicht zu weiche Unterlage wie einen Teppich oder eine Yoga- bzw. Isomatte zur Verfügung haben.

DIE AUSGANGSPOSITION

> Legen Sie sich auf den Rücken und strecken Sie beide Arme rechtwinklig zur Seite hin aus. Die Handflächen zeigen zum Boden.
> Winkeln Sie jetzt das rechte Bein an, so dass Sie Ihren rechten Fuß auf das Knie des linken Beins stellen können.

DIE ENDPOSITION

> Lassen Sie nun das aufgestellte rechte Bein langsam nach links sinken. Dabei hebt sich die rechte

Darauf sollten Sie achten:

>> *Während der gesamten Übung liegen Ihre Schultern sowie die Arme fest auf dem Boden auf, Ihr Blick ist zur Decke gerichtet. Die Drehung findet nur in der unteren Körperhälfte statt.*
>> *Führen Sie diese Übung nicht durch, wenn Sie akute Schmerzen im unteren Rücken oder Ischiasbeschwerden haben. Auch bei entzündlichen Erkrankungen im Bereich des Bauches und nach Operationen muss diese Übung warten, bis alle Beschwerden abgeklungen sind.*

Hüfte vom Boden. Halten Sie in der Bewegung inne, kurz bevor sich Ihre rechte Schulter vom Boden hebt. Drücken Sie beide Schultern fest auf den Boden, und stabilisieren Sie sie mit Ihren Armen.
> Atmen Sie dabei langsam und tief weiter. Vertiefen Sie beim Ausatmen die Dehnung stets ein wenig, und nehmen Sie sie beim Einatmen wieder leicht zurück.
> Kehren Sie nach einigen Atemzügen in die Ausgangsposition zurück. Strecken Sie Ihr rechtes Bein aus, und wiederholen Sie die Übung mit dem linken Bein zur rechten Seite.

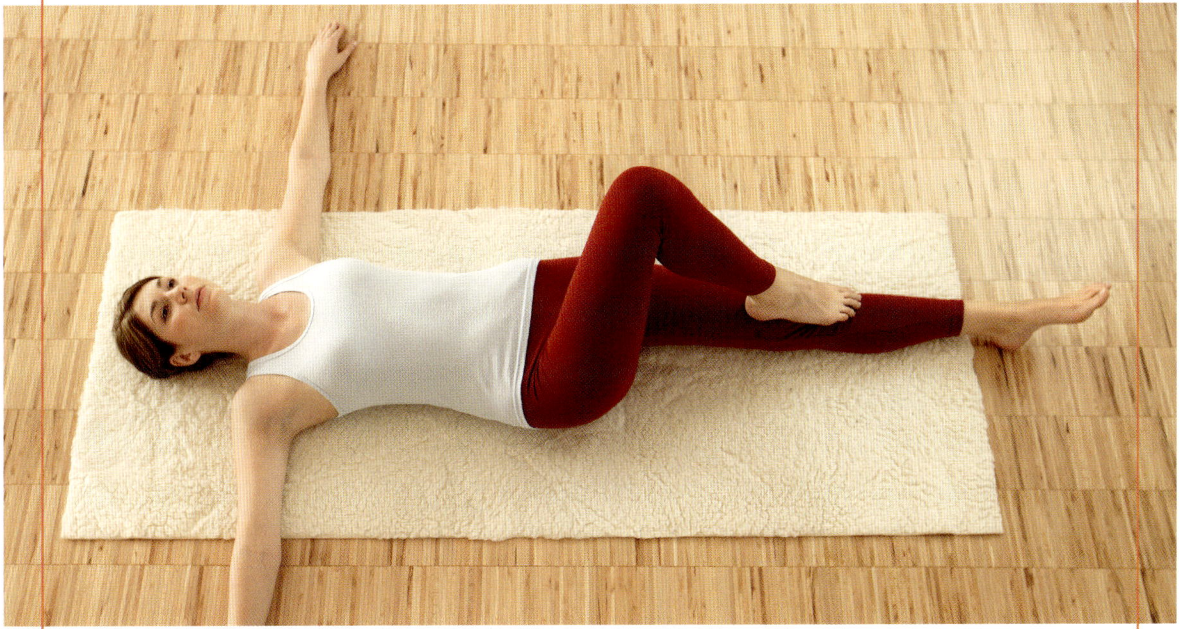

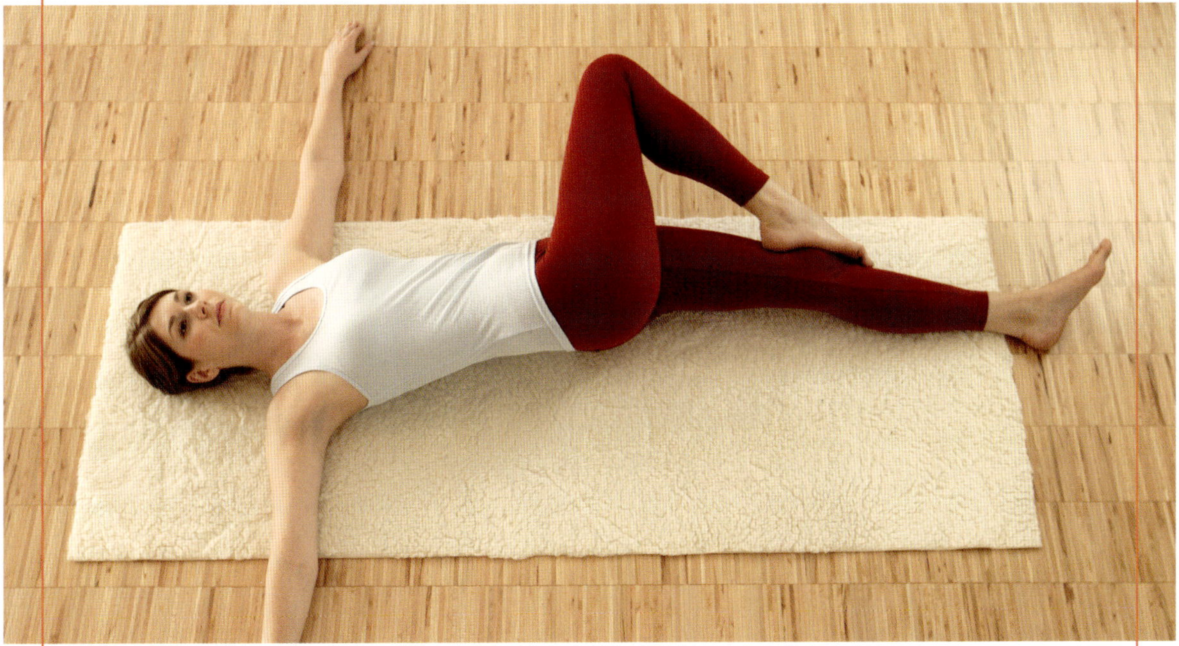

Barfuß im Gras – eine Fantasiereise

WAS ZEICHNET DIESE ÜBUNG AUS?

> Die Kraft der Fantasie ist größer, als viele Menschen glauben, denn auch innere Bilder beeinflussen unsere Stimmung und wie wir uns fühlen: Es genügt oft schon, wenn Sie sich vorstellen, wie Ihr Chef Sie tadelt oder Ihr Kind mal wieder Unsinn macht, um sich ohne äußeren Anlass angespannt oder genervt zu fühlen. Ebenso gut können Sie mit Hilfe der Fantasie aber auch für Entspannung sorgen und neue Kräfte wecken, indem Sie Ihren

Gut zu wissen:

>> *Anstelle eines Spaziergangs im Park können Sie auch Ihre eigenen Erinnerungen und Einfälle für eine Fantasiereise nutzen und sich im Geist in den Wald, an den Strand oder auf eine Blumenwiese versetzen. Malen Sie sich Ihre Reise aber stets so intensiv wie möglich aus, und beziehen Sie viele verschiedene Sinneseindrücke mit ein, um sich völlig in die Situation hineinzuversetzen: verschiedene Düfte, Klänge, was Sie mit Händen, Füßen und auf der Haut fühlen und nicht zuletzt natürlich, was Sie sehen können.*

Geist bewusst mit angenehmen und anregenden Bildern füllen.

SO WIRD'S GEMACHT

> Legen Sie sich für diese Übung bequem auf den Rücken, auf eine gepolsterte Unterlage oder auf Ihr Sofa, und betten Sie den Kopf auf ein weiches Kissen oder eine Lehne. Falls Sie zum Frösteln neigen, decken Sie sich zu, damit Ihnen während der gesamten Übung wohlig-warm ist.
> Schließen Sie die Augen, atmen Sie tief durch und entspannen Sie sich. Dann gehen Sie im Geiste auf eine entspannende kleine Reise und stellen sich Folgendes vor:

BARFUSS IM GRAS

> *Sie liegen nun nicht länger auf Ihrem Sofa, sondern auf einer grünen, kurz gemähten Wiese und können die Grashalme unter Ihren Händen spüren. Sie setzen sich auf und streichen mit den Händen über das Gras, das sich angenehm kühl anfühlt. Es ist früh am Morgen, und rings um Sie glitzern feine Tautropfen in den Grashalmen. Der Himmel über Ihnen ist wolkenlos und färbt sich im Licht der aufgehenden Sonne in zartem Rosa. Die lang gezogene Wiese gehört zu einem Park und ist von hochgewachsenen*

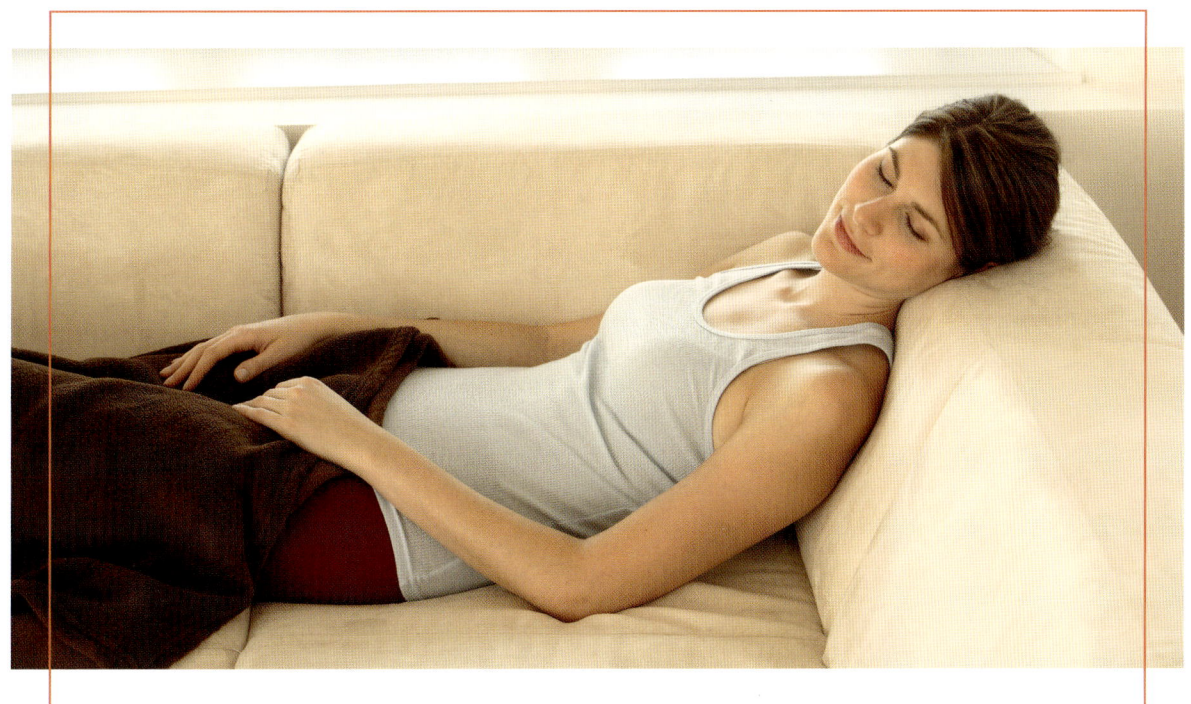

Bäumen gesäumt, deren Äste sich in einer sanften Brise wiegen.

> *Nun stehen Sie auf und gehen barfuß durch die Wiese, ihrem fernen Ende entgegen. Zu Anfang spüren Sie noch den Tau an Ihren Füßen, der sich kühl und belebend anfühlt. Dann steigt die Sonne über die Bäume und hüllt Sie in ihren warmen Glanz. Das Grün der Wiese und der Bäume wird durch ihre Strahlen noch intensiver. Das Gras unter Ihren Füßen wird mit jedem Schritt trockener und wärmer. Es riecht frisch und würzig, und Sie atmen tief durch, um diesen belebenden Duft in sich aufzunehmen.*

> *Am Ende der Wiese liegt ein großes Rosenbeet, dem Sie sich nun nähern. Unzählige Blüten leuchten in strahlenden Rot-, Gelb- und Orangetönen. Ein Windhauch trägt ihren zärtlichen Duft zu Ihnen, der Sie mit Ruhe und Zuversicht erfüllt. Sie hören, wie die Vögel in den Bäumen zwitschern und blicken entspannt über die Wiese und das duftende Rosenbeet. Ein leichter Wind spielt in Ihren Haaren, und die Sonnenstrahlen auf Ihrer Haut erfüllen Sie mit wohliger Wärme. Sie sind völlig entspannt und genießen mit allen Sinnen diesen Moment, der Sie mit neuer Energie erfüllt.*

> Zum Abschluss der Übung kehren Sie langsam ins Hier und Jetzt zurück, atmen noch einige Male tief durch und öffnen schließlich die Augen.

Himmel und Erde

WAS ZEICHNET DIESE ÜBUNG AUS?

> Diese Übung stammt aus dem chinesischen Qi Gong, einer traditionellen Gesundheitslehre, die sich besonders auf den Energiefluss im Menschen konzentriert und Körper, Seele und Geist als eine Einheit betrachtet.

> »Himmel und Erde« hat eine sehr harmonisierende Wirkung und schenkt Ihnen innere Ruhe, wenn Sie sich aufgewühlt oder aus dem Gleichgewicht gebracht fühlen.

SO WIRD'S GEMACHT

> Diese Übung können Sie an jedem ruhigen Ort durchführen. Besonders entspannend ist sie, wenn Sie unter freiem Himmel auf einer grünen Wiese üben – vielleicht im Park nebenan?

> Stellen Sie sich aufrecht hin, die Füße stehen schulterbreit nebeneinander, die Arme hängen locker neben dem Körper. Gehen Sie leicht in die Knie, und kippen Sie Ihr Becken etwas nach vorne.

DIE ERDE BERÜHREN

> Gehen Sie nun noch weiter in die Knie und beugen Sie sich etwas nach vorne, ohne den Rücken dabei krumm zu machen.

> Winkeln Sie Ihre Arme leicht an, und drehen Sie die Handflächen nach innen, als würden Sie einen großen Ballon in den Händen halten. Stellen Sie sich vor, wie Sie die Energie der Erde mit Ihren Händen schöpfen.

> Dann richten Sie sich langsam auf, wobei Sie Ihre Hände vor dem Körper nach oben führen.

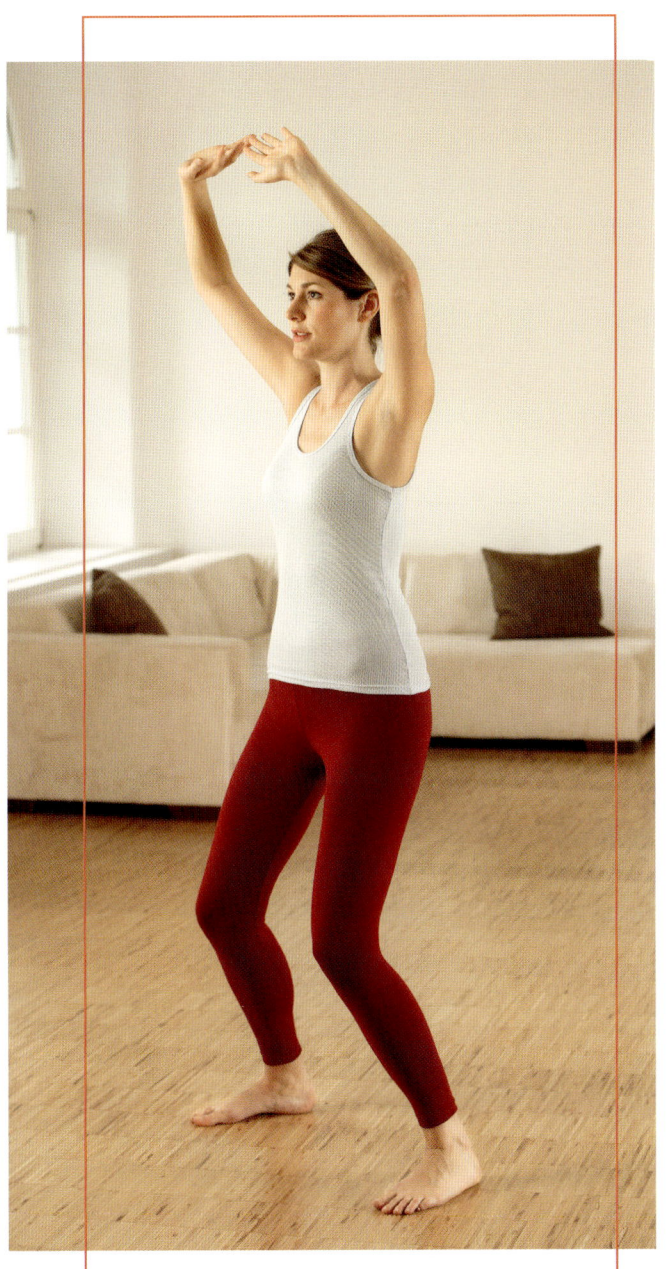

DEN HIMMEL BERÜHREN

> Gehen Sie weiter nach oben, bis Ihre Knie fast durchgestreckt sind, und heben Sie Ihre Hände vor dem Körper bis über Ihre Stirn.

> Drehen Sie die Handflächen nach außen. Öffnen Sie Ihre Arme in weiten Bögen zu den Seiten und lassen sie herabsinken. Stellen Sie sich dabei vor, wie die Energie des Himmels in Sie hineinströmt und Stress und Sorgen verdrängt.

> Wiederholen Sie die beiden Teile der Übung mehrere Male, wobei die Bewegungen fließend ineinander übergehen sollten.

Gut zu wissen:

>> *Falls Ihnen die Vorstellung von Energien und Energieflüssen im Körper nicht zusagt, können Sie diese Übung auch als reine Körperübung durchführen: Konzentrieren Sie sich dann ganz darauf, die Bewegungen langsam, fließend und gleichmäßig durchzuführen, und geben Sie sich dem harmonischen Auf und Ab Ihrer Arme hin.*

>> *Wenn Sie sich bei der Abwärtsbewegung zusätzlich vorstellen, wie Sie Sorgen oder Stress loslassen, wird die entspannende Wirkung der Übung noch stärker.*

Öfter mal die Beine hochlegen

WAS ZEICHNET DIESE ÜBUNG AUS?

> Das Schöne dieser Übung ist vor allem ihre Einfachheit: Es gibt nichts Leichteres, als zwischendurch für einige Minuten die Beine hochzulegen, um den Körper zu entlasten und neue Kräfte zu sammeln. Dabei werden nicht nur schmerzende

Füße geschont – vom Hochlegen der Beine profitiert auch der Kreislauf, und die Beinvenen werden entlastet. Wer den ganzen Tag im Stehen verbringt, kann mit solch regelmäßigen kleinen Pausen schmerzenden und geschwollenen Beinen von Anfang an vorbeugen.

> Die Übung geht jedoch über das reine Beine-Hochlegen hinaus: Während die Beine sich erholen,

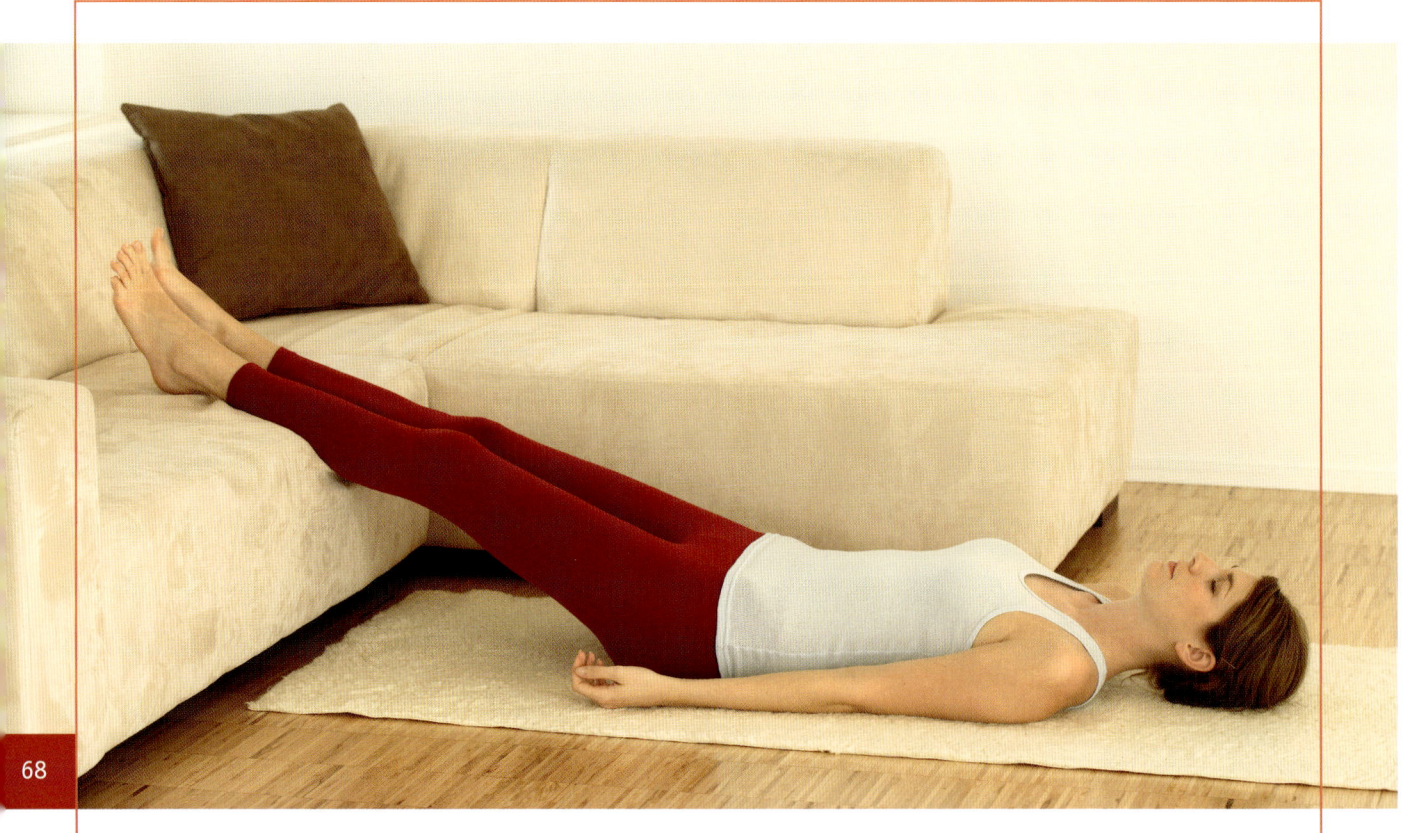

nutzen Sie die Zeit für eine kleine Bestandsaufnahme und eine Entspannungsreise durch Ihren ganzen Körper.

SO WIRD'S GEMACHT

> Damit diese Übung richtig wirken kann, genügt es nicht, sich einfach nur hinzusetzen und die Beine auf dem Sofa auszustrecken: Wirklich effektiv ist sie erst, wenn die Beine höher als der Rest des Körpers liegen. Am einfachsten ist das, wenn Sie sich auf den Boden legen und die Beine auf dem Sofa oder einem Stuhl (am besten mit einem weichen Kissen als Unterlage) ablegen. Achten Sie darauf, dass Sie dabei keine harte Kante drückt. Als Alternative können Sie die Füße ganz einfach an der Wand abstützen.

BESTANDSAUFNAHME MACHEN

> Die Zeit, die Sie mit hochgelegten Beinen verbringen, können Sie prima nutzen, um für noch umfassendere Entspannung zu sorgen:

> Gehen Sie auf eine kleine Reise durch Ihren Körper, um festzustellen, wie sich jeder Teil davon fühlt.

> Beginnen Sie bei den Zehenspitzen, und lassen Sie Ihre Aufmerksamkeit nach und nach durch die Füße, die Knöchel, Unter- und Oberschenkel, Knie, Hüfte, Becken und Bauch, den Brustkorb, die Arme, Schultern und Nacken bis hinauf zum Kopf wandern.

> Achten Sie dabei immer darauf, wie sich der betreffende Körperteil anfühlt: Ist er entspannt? Sind die Muskeln locker oder verkrampft? Schmerzt etwas, oder fühlt sich alles gut an?

> Falls ein Bereich Ihres Körpers durch Schmerzen auf sich aufmerksam macht, verweilen Sie dort etwas länger. Atmen Sie entspannt in diesen Bereich hinein und schenken Sie ihm Ihre liebevolle Beachtung. Wenn ein Muskel verspannt ist, spannen Sie ihn kurz kräftig an und lassen ihn dann bewusst locker, um ihn zu entspannen.

> Horchen Sie auch in sich hinein, ob Ihr Körper Ihnen weitere Signale sendet: Bräuchten Sie etwas Bewegung, oder vielleicht ein Nickerchen? Haben Sie Hunger oder Durst?

A, O, U ... Vokale klingen lassen

WAS ZEICHNET DIESE ÜBUNG AUS?

> Tiefes Ausatmen hilft dabei, Spannungen loszulassen und Stress abzubauen – daher sind Seufzen und Stöhnen eine ganz natürliche und nützliche Methode, auf Sorgen und Probleme zu reagieren, denn sie verlängern automatisch die Ausatmung. Die folgende Technik funktioniert auf dieselbe Weise, nur erzeugen Sie dabei bewusst den Laut bestimmter Vokale.

SO WIRD'S GEMACHT

> Sie sitzen im Lotussitz bzw. im halben Lotussitz auf dem Boden (siehe Foto) oder aufrecht auf einem Stuhl, ohne sich anzulehnen. Ihre Hände ruhen bequem auf den Oberschenkeln, Daumen und Zeigefinger berühren sich.
> Die dunklen Vokale A, O und U eignen sich für diese Übung besonders gut. Probieren Sie aus, wie diese drei Vokale bei Ihnen wirken und wechseln Sie von Atemzug zu Atemzug den Vokal.

DIE VOKALE VIBRIEREN LASSEN

> Schließen Sie die Augen und atmen Sie zu Beginn der Übung einige Male tief durch.
> Dann formen Sie beim Ausatmen den betreffenden Vokal, zum Beispiel das A, und lassen den Laut er-

Darauf sollten Sie achten:

>> Nehmen Sie den Lotussitz nur ein, wenn Sie wirklich mühelos darin sitzen können. Bei Schmerzen und vor allem, wenn Sie unter Knieproblemen leiden, sollten Sie auf eine andere Haltung ausweichen.

>> Schließen Sie den Mund während des Einatmens und atmen Sie nur durch die Nase ein. Lassen Sie den Atem während der ganzen Übung ruhig und frei fließen.

>> Es genügen schon wenige Wiederholungen, damit die Übung wirken kann. Zu langes Üben kann dazu führen, dass Ihnen schwindelig wird.

>> Falls Ihnen während der Übung schwindelig wird, beenden Sie sie. Öffnen Sie die Augen und setzen Sie sich bequem hin, bis das Schwindelgefühl vorbei ist.

klingen. Ihre Stimme müssen Sie dafür nicht heben. Lassen Sie den Laut ohne jede Anstrengung ganz einfach mit Ihrem Atem aus sich herausströmen.
> Wechseln Sie während der Übung nicht nur zwischen den Vokalen, sondern spielen Sie auch mit ihrer Tonhöhe und ihrem Klang, und spüren Sie nach, wie sich Ihr Atem dabei mehr und mehr entspannt und verlängert.

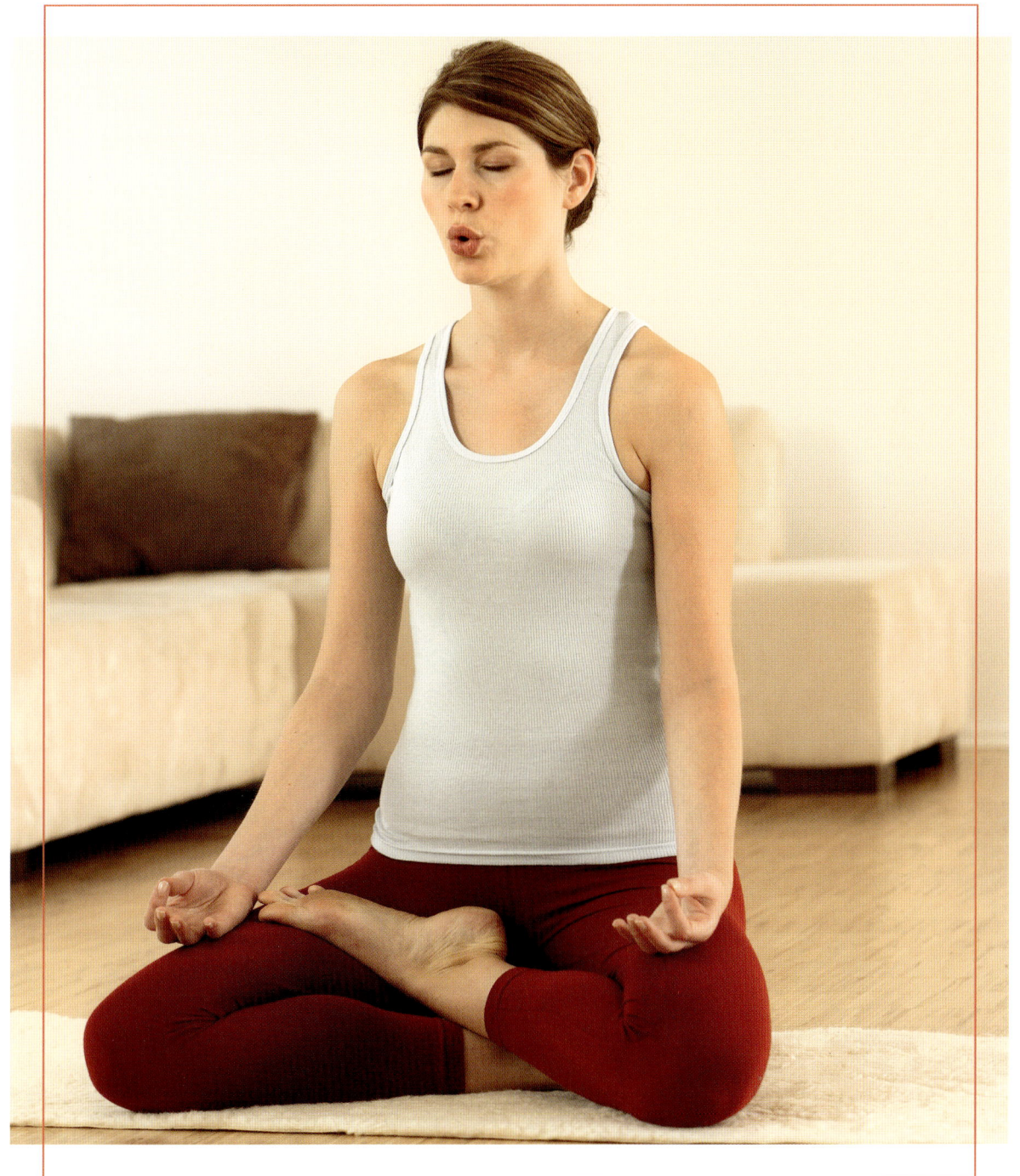

Neue Energien sammeln

WAS ZEICHNET DIESE ÜBUNG AUS?

> Diese Übung stammt aus dem chinesischen Qi Gong und verbindet sanfte Körperbewegungen mit bewusstem Atmen. Dazu kommt die Vorstellung von Energien, die der Körper aufnimmt und abgibt. Das Energie-Sammeln schenkt Ruhe und fördert eine tiefe Atmung, die fürs Entspannen besonders wichtig ist.

SO WIRD'S GEMACHT

> Diese Übung wird im Stehen durchgeführt und erfordert keine weiteren Hilfsmittel. Am besten kann sie wirken, wenn Sie an der frischen Luft sind. Falls Sie nicht nach draußen gehen können, sollten Sie vor dem Üben wenigstens die Fenster öffnen.
> Stellen Sie sich aufrecht hin, die Füße stehen schulterbreit nebeneinander. Lassen Sie Ihre Arme neben dem Körper hängen. Gehen Sie leicht in die Knie, und kippen Sie Ihr Becken nach vorne.

ATEM SCHÖPFEN

> Nehmen Sie Ihre Hände vor den Bauch und lassen Sie die Fingerspitzen zueinander zeigen, als würden Sie einen Ball auf den Handflächen halten. Stellen Sie sich vor, wie sich der Raum über Ihren Handflächen mit frischer Energie füllt.

Darauf sollten Sie achten:

>> *Falls Ihnen die Vorstellung von Energien und Energieflüssen im Körper nicht zusagt, können Sie diese Übung auch als reine Körperübung durchführen: Konzentrieren Sie sich dann ganz darauf, langsam und tief im Gleichklang mit Ihren Bewegungen durchzuatmen.*

>> *Wenn Sie sich bei der Abwärtsbewegung zusätzlich vorstellen, wie Sie Sorgen oder Stress loslassen, wird die entspannende Wirkung der Übung noch stärker.*

>> *Atmen Sie mindestens genauso lange aus wie ein. Falls Ihnen während der Übung schwindelig wird, beenden Sie sie umgehend.*

> Dann atmen Sie tief ein. Gleichzeitig heben Sie Ihre Hände vor dem Körper hoch bis zur Brust. Stellen Sie sich vor, wie Sie mit dem Atem die Energie aufnehmen, die sich in Ihren Händen gesammelt hat.

DIE ENERGIE SPEICHERN

> Drehen Sie nun Ihre Hände, so dass die Handflächen zum Boden weisen, und führen Sie sie währenddessen langsam vor dem Körper nach unten. Atmen Sie gleichzeitig aus.

> Stellen Sie sich dabei vor, wie sich die eben ein-geatmete Energie in Ihrem gesamten Körper ver-teilt, ihn durchströmt und Ihnen neue Kräfte ver-leiht. Gleichzeitig lassen Sie Ihre Anspannung los und schieben sie mit Ihren Händen von sich.

> Wiederholen Sie die beiden Teile der Übung mehrere Male, und lassen Sie die Bewegung Ihrer Arme dabei möglichst fließend ineinander überge-hen. Das Bild der fließenden Energien kann Ihnen dabei helfen.

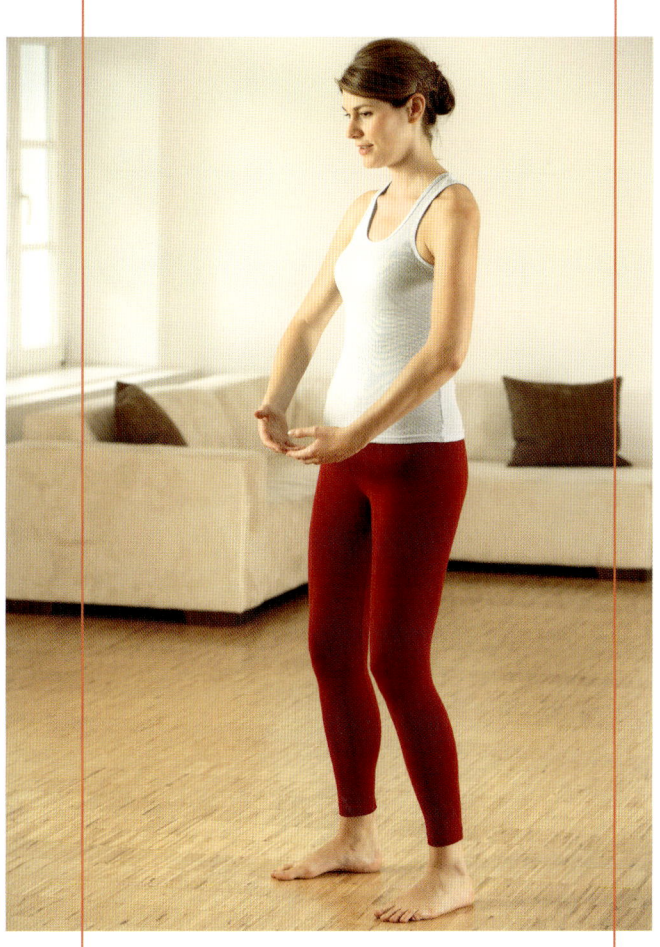
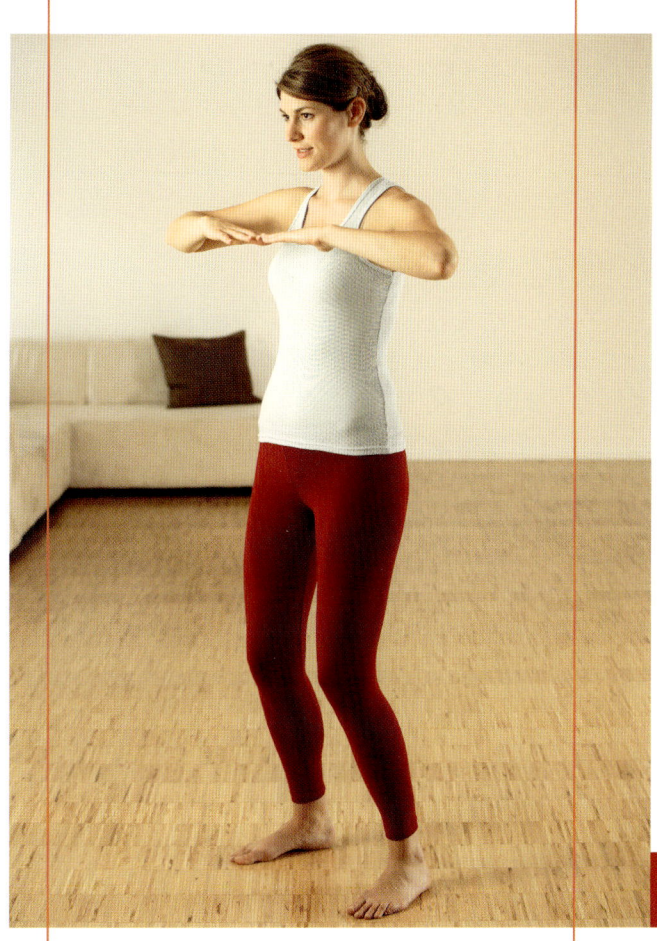

Das Meersalz-Fußbad

WAS ZEICHNET DIESE ÜBUNG AUS?

> Wärme tut nicht allein dem Körper, sondern auch der Seele gut – und das nicht nur an Wintertagen. Kalte Füße sind häufig ein Zeichen für schlechte Durchblutung, bei der die Muskeln nicht mehr optimal mit Sauerstoff versorgt werden. Ein heißes Fußbad bringt die Blutzirkulation wieder in Schwung, und die Wärme lässt verspannte Muskeln schon bald weich und geschmeidig werden.

> Je nach Badezusatz ist ein Fußbad zu jeder Jahreszeit ein Genuss: im Winter allein schon durch seine Wärme, die in den ganzen Körper steigt und Kälte und Anspannung vertreibt. In den Übergangszeiten Frühjahr und Herbst sind Fußbäder ideal, um sich vor drohenden Erkältungen zu schützen. Und auch im Sommer gibt es hervorragende Momente für ein Fußbad: nach einem langen Tag auf hohen Absätzen beispielsweise, oder wenn man unverhofft von einem Wolkenbruch überrascht wurde und völlig durchnässt nach Hause kommt.

SO WIRD'S GEMACHT

> Für ein Meersalz-Fußbad benötigen Sie eine Plastikwanne oder eine große Schüssel, die tief genug ist, so dass das Wasser bis über die Knöchel reicht. Füllen Sie sie mit heißem Wasser, und verrühren Sie einen Esslöffel Meersalz darin.

> Legen Sie ein Handtuch bereit, um die Füße abzutrocknen, und legen Sie eventuell ein großes Handtuch als Schutz vor Wasserspritzern unter die Wanne oder Schüssel.

GUT ZU WISSEN

> Sie können das Fußbad auch mit duftenden ätherischen Ölen zubereiten: Vermischen Sie zwei Esslöffel Meersalz oder Sahne mit zwei bis vier Tropfen ätherischem Öl, und geben Sie die Mischung ins heiße Wasser.

> Für ein entspannendes Fußbad empfehlen sich besonders folgende ätherische Öle, von denen Sie

Darauf sollten Sie achten:

>> *Beginnen Sie bei Kreislaufproblemen mit nicht ganz so heißem Wasser, und baden Sie Ihre Füße nur 5 bis 10 Minuten lang. Wenn Sie die Fußbäder gut vertragen, können Sie Temperatur und Badedauer nach und nach auch steigern.*

>> *Falls Ihnen während des Fußbades schwindelig wird, beenden Sie es umgehend, brausen Sie Ihre Füße kalt ab und setzen Sie sich bequem hin, bis sich Ihr Kreislauf erholt hat.*

auch zwei mischen können: Lavendel, Rose, Römische Kamille und Melisse (siehe auch Seite 86).

> Um gleichzeitig die Füße zu beleben, können Sie außerdem einen Tropfen ätherisches Orangen- oder Minzöl dazugeben.

> Bei besonders sensibler Haut oder Allergien empfiehlt es sich, ätherische Öle nur mit Vorsicht zu verwenden und im Zweifelsfall vor der Anwendung einen Allergietest durchzuführen, indem Sie einige Tropfen des fertig zubereiteten Fußbades in der Armbeuge auftragen. Falls sich eine Rötung, Brennen oder Juckreiz einstellt, sollten Sie das betreffende Öl lieber nicht verwenden.

EINE WOHLTAT FÜR MÜDE FÜSSE

> Das Wasser darf vor allem im Winter ruhig so heiß sein, dass Sie die Füße anfangs nur kurz darin eintauchen können. Achten Sie aber auf Ihre Schmerzgrenze und darauf, sich auf keinen Fall zu verbrühen.

> Tauchen Sie die Füße nach und nach ganz ins Wasser ein, bis Sie sie entspannt auf den Boden der Wanne stellen können.

> Die Dauer des Fußbades sollte 10 bis 15 Minuten betragen. Gehen Sie im Anschluss sofort ins Bad, und spülen Sie Ihre Füße kurz kalt ab. Danach gut abtrocknen, eventuell eincremen und Socken anziehen. Ideal ist es, wenn Sie sich danach noch etwas Zeit zum Nachruhen nehmen.

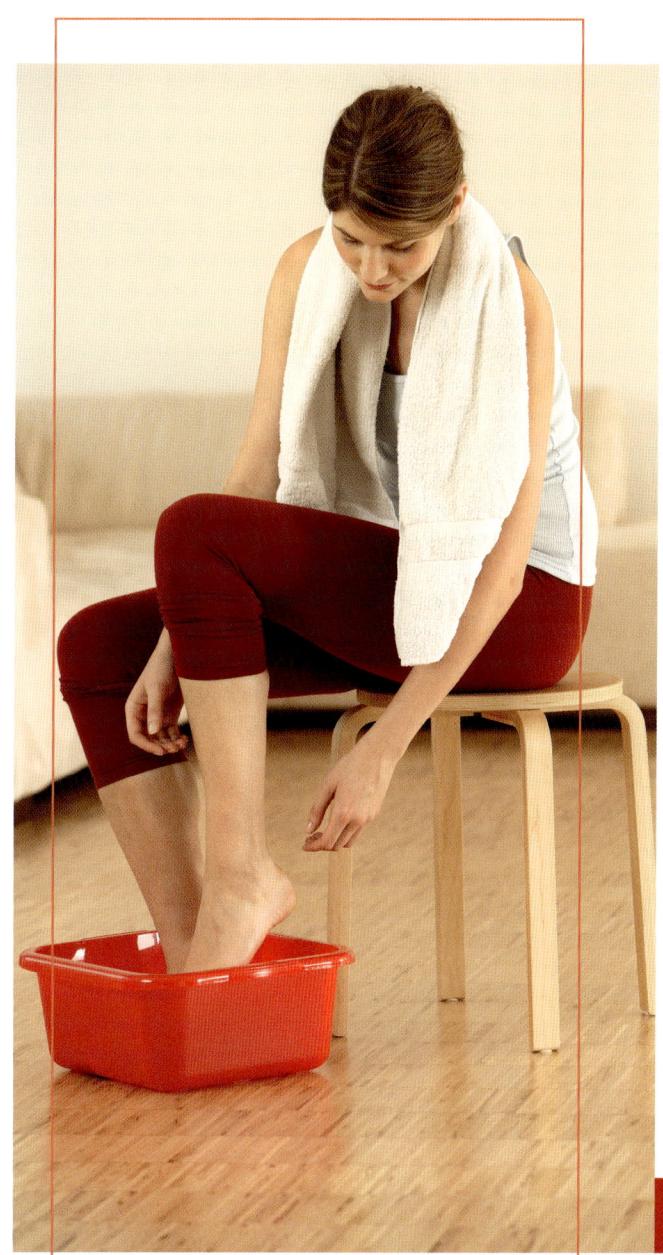

Die Stellung des Kindes

WAS ZEICHNET DIESE ÜBUNG AUS?

> Diese Übung aus dem Yoga dehnt Rücken und Nacken und regt Atmung und Verdauung an. Darüber hinaus hilft sie dabei, ganz zu sich selbst zu kommen und Stress und Hektik einfach loszulassen.

SO WIRD'S GEMACHT

> Für diese Übung benötigen Sie nichts weiter als einen ungestörten Ort, etwas freie Bodenfläche und einen Teppich oder eine Yoga- bzw. Isomatte als Unterlage. Schlüpfen Sie in bequeme Kleidung, damit vor allem am Bauch nichts einschnürt.

DIE AUSGANGSPOSITION

> Lassen Sie sich auf Knie und Hände in den Vierfüßerstand nieder. Die Knie liegen dicht nebeneinander, die Hände stehen schulterbreit ein Stück vor den Schultern.
> Dann lassen Sie sich mit dem Po auf Ihre Fersen nieder, so dass Ihre Arme lang nach vorne gestreckt zum Liegen kommen.

DIE ENDPOSITION

> Legen Sie nun die Stirn auf dem Boden ab, lassen Sie die Spannung im Nacken mehr und mehr los und schließen Sie die Augen.

> Dann ziehen Sie Ihre Arme zum Körper und strecken Sie neben den Beinen aus. Die Hände kommen neben den Füßen zu liegen, die Handflächen weisen nach oben.
> Atmen Sie ruhig und gleichmäßig weiter, ohne Ihren Atem flacher werden zu lassen.
> Bleiben Sie für einige Atemzüge in dieser Position, und konzentrieren Sie sich ganz auf die Empfindungen in Ihrem Körper.
> Zuletzt strecken Sie Ihre Arme wieder nach vorne, um in die Ausgangsposition zurückzukehren, und richten sich langsam und bewusst auf.

Darauf sollten Sie achten:

>> *Bei Erkältungskrankheiten, hohem Blutdruck oder Entzündungen im Bauchraum sollten Sie auf diese Übung besser verzichten. Führen Sie sie in der Schwangerschaft nur in Absprache mit Ihrem Arzt durch.*
>> *Achten Sie auf die Dehnungsgrenzen Ihres Körpers. Falls Sie Schmerzen in Hüfte oder Knie verspüren, beenden Sie die Übung.*
>> *Sie können anfangs auch nur bis in die Ausgangsposition gehen und schon dabei Ihre Stirn auf dem Boden ablegen.*

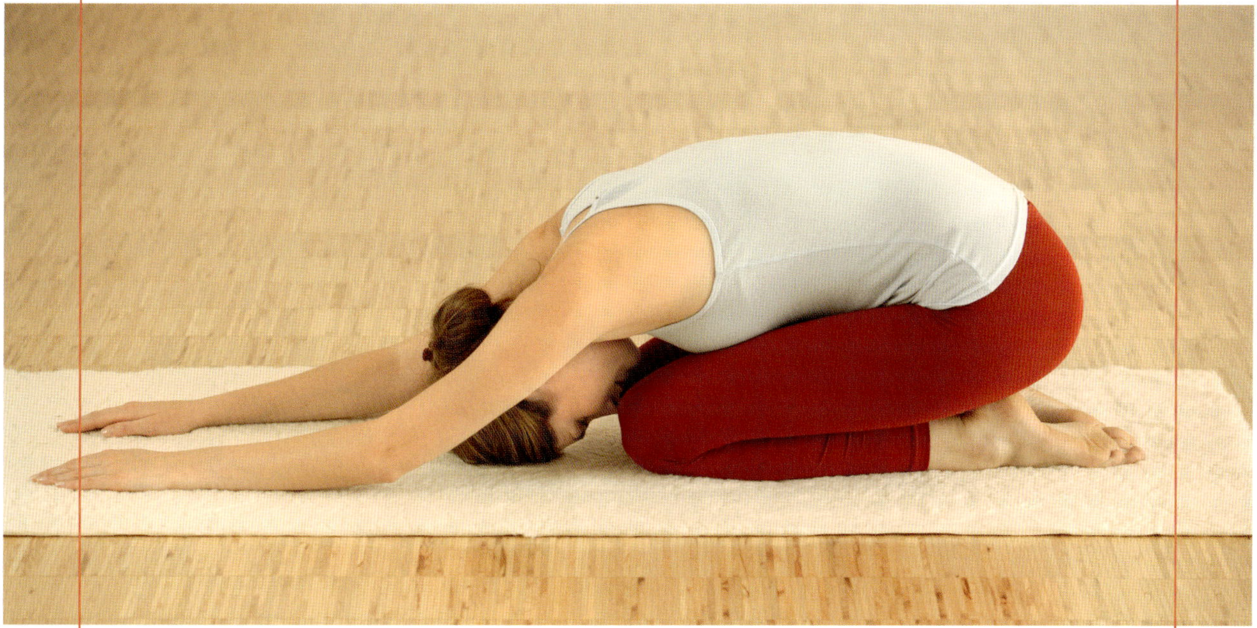

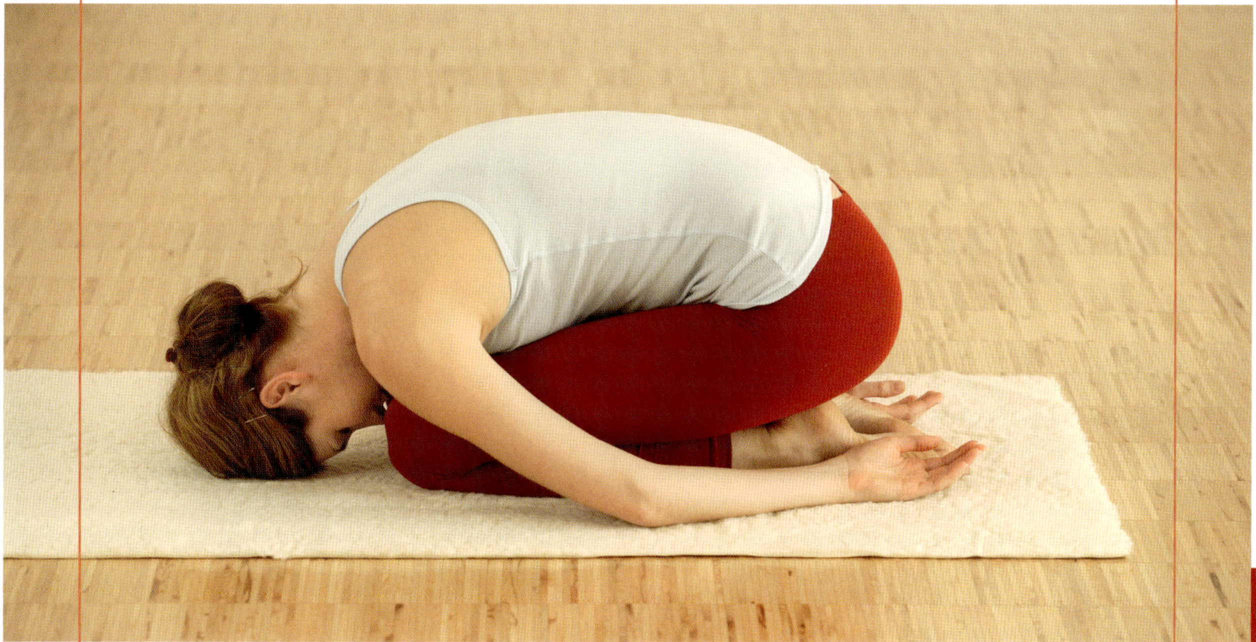

Den Augen Ruhe gönnen

WAS ZEICHNET DIESE ÜBUNG AUS?

> Visuelle Reize machen einen Großteil der Eindrücke aus, die Tag für Tag auf uns einströmen. Die meisten Informationen nehmen wir über unsere Augen auf, indem wir lesen oder die Augen auf den Bildschirm von Computer oder Fernseher richten. Das Sehen ist der am meisten geforderte Sinn in unserem modernen Leben.

> Gleichzeitig sind die Augen durch diese fortwährenden Eindrücke aber auch nicht selten überfordert. Vor allem, wer am Bildschirm arbeitet, kennt sicher ihre zunehmende Ermüdung nach stundenlangem Geradeaus-Starren. Müde Augen führen dazu, dass das Weiterarbeiten immer anstrengender wird. Im schlimmsten Fall können überanstrengte Augen sogar Kopfschmerzen auslösen, wenn ihnen zu lange keine Pause gegönnt wird.

> Eine Ruhepause für die Augen tut daher in zweierlei Hinsicht gut: Zum einen schont sie die Augen selbst, die Augenmuskeln können sich entspannen und das konzentrierte Sehen fällt danach wieder viel leichter. Zum anderen kommt auch der Geist zur Ruhe, wenn für eine Weile keine visuellen Eindrücke auf ihn einströmen. Wenn Sie sich einmal nicht mit immer neuen Bildern beschäftigen müssen, kommen auch Ihre übrigen Sinne wieder

besser zur Entfaltung. Und nicht zuletzt können Sie dabei den Blick nach innen richten und sich viel leichter auf das konzentrieren, was Sie empfinden.

SO WIRD'S GEMACHT

> Den Augen etwas Ruhe zu gönnen ist nahezu jederzeit und überall möglich – ob im Büro, zu Hause oder in der U-Bahn, ein paar Minuten lassen sich dabei immer mal wieder mit geschlossenen

Darauf sollten Sie achten:

>> *Achten Sie darauf, mit Ihren Händen nicht auf die Augäpfel zu drücken, und stützen Sie Ihre Hände nur am Rand der Augenhöhlen ab.*

>> *Sie können die Augen auch mit den Handballen bedecken – probieren Sie aus, was sich für Sie angenehmer anfühlt.*

>> *Aufgeregte Gedanken und besonders das innerliche Abspulen von To-do-Listen führen auch bei geschlossenen Lidern zu unwillkürlichen Augenbewegungen, die die Entspannung behindern. Nicht nur Ihr Geist, sondern auch Ihre Augen profitieren also davon, wenn Sie sich wirklich für einige Minuten ganz der Entspannung hingeben.*

Augen verbringen. Die einfachste Methode, um die Augen zu entspannen, ist, sie einfach ab und zu für einige Augenblicke zu schließen und die Dunkelheit hinter den Lidern zu genießen.

EINE PAUSE FÜR DIE AUGEN

> Um die Augen noch besser zu entspannen, brauchen Sie nichts weiter als Ihre Hände:

> Setzen Sie sich auf einen Stuhl oder in einen Sessel, und lehnen Sie sich bequem zurück. Reiben Sie Ihre Hände einige Male schnell gegeneinander, um sie aufzuwärmen. Schließen Sie die Augenlider, und legen Sie die Handflächen darauf. Nun kann die wohltuende Dunkelheit auch durch grelles Licht nicht mehr gestört werden. Die Wärme Ihrer Hände tut den Augen zusätzlich gut, und sie hilft auch den Muskeln rings ums Auge beim Entspannen.

> Bleiben Sie einige Minuten lang so sitzen, und genießen Sie die wohltuende Wirkung von Dunkelheit und Wärme. Atmen Sie dabei langsam und gleichmäßig, und lassen Sie auch Ihre Gedanken zur Ruhe kommen.

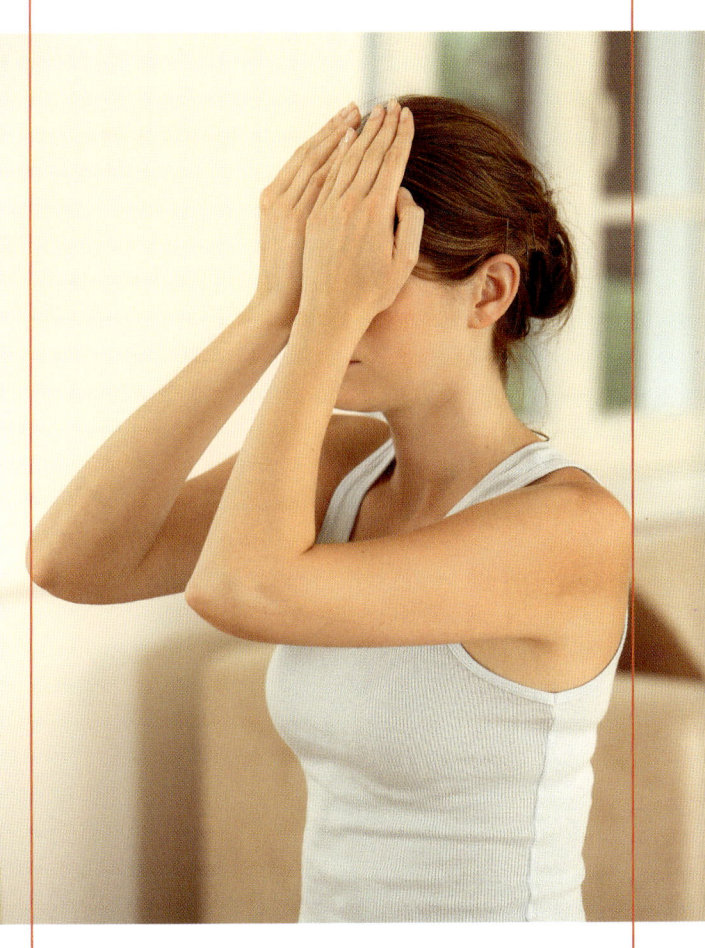

DIE AUGEN IM ALLTAG SCHONEN

Um die Augen vor Überanstrengung zu schützen, sollten Sie stets auf folgende Punkte achten:

> Lesen Sie nur bei ausreichendem Licht, das aber nicht blenden darf.

> Stellen Sie am Computer Bildschirmhelligkeit und Auflösung gut ein, und machen Sie stündlich fünf Minuten Bildschirmpause.

> Sehen Sie nicht im Dunkeln fern, sondern sorgen Sie für sanfte Hintergrundbeleuchtung.

Progressive Seelen-Relaxation

WAS ZEICHNET DIESE ÜBUNG AUS?

> Die »Progressive Seelen-Relaxation« ist die psychische Entsprechung zu PMR (Seite 26, 50): Während bei der Muskel-Relaxation die Muskeln zuerst angespannt werden, um sich danach umso tiefer zu entspannen, drücken Sie bei der Seelen-Relaxation Ihre innere Anspannung durch Ihre Haltung aus – um sie danach auf dem Weg über die Körpersprache bewusst zu verändern.

SO WIRD'S GEMACHT

> Die Übung wird im Stehen durchgeführt, Sie benötigen keine Hilfsmittel. Zu Anfang kann ein Spiegel nützlich sein, damit Sie Ihre Haltung überprüfen können. Konzentrieren Sie sich aber auch dann ganz auf das, was Sie fühlen, damit die Übung ihre Wirkung entfalten kann.

NEGATIVE GEFÜHLE AUSDRÜCKEN ...

> Stellen Sie sich gleichmäßig auf beide Füße, und geben Sie Ihren negativen Gefühlen Ausdruck in Ihrer Haltung. Stress, Spannung, Wut, Enttäuschung, Sorgen oder Ängste zeigen sich bei jedem Menschen in ganz typischen Körperhaltungen: wir lassen die Schultern und den Kopf hängen, runzeln die Stirn, sacken zusammen ...

> Nehmen Sie die Haltung ein, die Ihrem Innenleben am ehesten entspricht, und lassen Sie das dazugehörige Gefühl in sich aufsteigen, bis Sie es deutlich wahrnehmen.

> Ballen Sie die Hände zu Fäusten, spannen Sie den Bauch an und konzentrieren Sie sich ganz auf Ihre Körperwahrnehmung.

> Halten Sie diese Spannung etwa 5 Sekunden lang, während Sie ruhig atmen.

... UND LOSLASSEN!

> Lassen Sie die Spannung dann unvermittelt los, und gehen Sie sofort in eine positive Haltung über:

Gut zu wissen:

>> Unsere Gefühle drücken sich in unserer Körpersprache aus. Umgekehrt hat unsere Haltung auch Einfluss auf unsere Stimmung: Wer sich hängen lässt, fühlt sich schneller kraftlos oder mutlos, während eine aufrechte, starke Haltung neue Energien wecken kann. Achten Sie daher auch im Alltag öfter auf Ihre Körperhaltung, und korrigieren Sie sie bei Bedarf.

> Richten Sie sich auf, heben Sie den Kopf, zaubern Sie ein Lächeln auf Ihr Gesicht und strecken Sie die Arme weit über den Kopf.

> Atmen Sie ein paar Mal tief durch. Lassen Sie sich dabei beim Einatmen ganz von Ihrem veränderten Körpergefühl durchdringen, und lassen Sie beim Ausatmen die letzten Reste des vorherigen schlechten Gefühls los.

> Wiederholen Sie die Übung einige Male, bis Sie sich rundum gut fühlen.

DIE SEELE STÄRKEN

> Je öfter Sie die Progressive Seelen-Relaxation durchführen, desto leichter wird es Ihnen gelingen, schnell auf gute Laune »umzuschalten«, da wir unseren Stimmungen nicht willkürlich ausgeliefert sind, sondern durchaus lernen können, sie gezielt zu beeinflussen.

> Achten Sie darauf, Ihre gute Stimmung nach der Übung möglichst zu bewahren, und spüren Sie Ihrem positiven Körpergefühl immer wieder nach, um neue Kraft zu tanken.

> Sie können die Übung außerdem mit einem kleinen Trick noch weiter verstärken: »Belohnen« Sie sich für Ihre neue, gute Stimmung, indem Sie sich eine zusätzliche Wohltat gönnen: fünf Minuten in der Sonne sitzen, eine Praline naschen, ein kurzes Telefonat mit einem lieben Menschen …

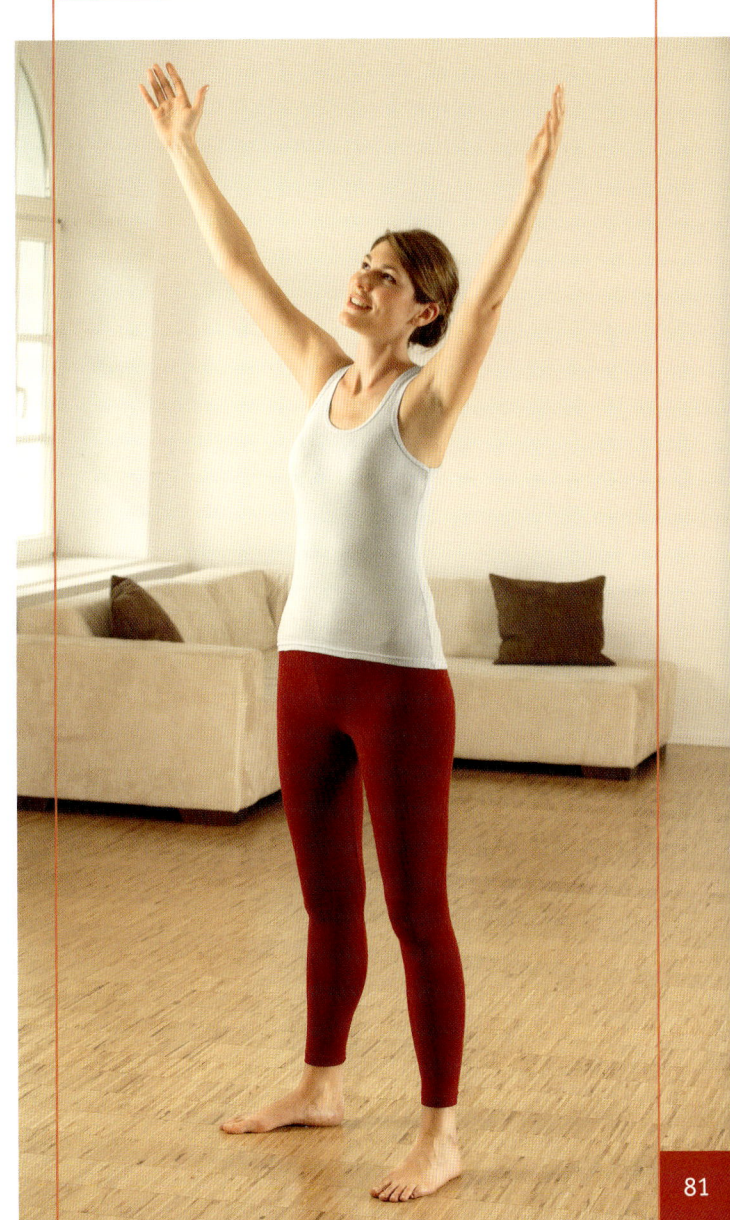

Die Wechselatmung

WAS ZEICHNET DIESE ÜBUNG AUS?

> Die aus dem Yoga stammende Wechselatmung ist eine spezielle Atemübung, die innere Ausgeglichenheit schenkt. Nach der Philosophie des Yoga stehen das linke und rechte Nasenloch mit den Energien von Sonne und Mond in Verbindung, die sich im Körper harmonisch ergänzen. Bei Stress ist dieses Gleichgewicht gestört. Die Wechselatmung hilft, es schneller wieder herzustellen.

SO WIRD'S GEMACHT

> Setzen Sie sich in den Lotussitz bzw. halben Lotussitz oder auf einen Stuhl, ohne sich anzulehnen.
> Richten Sie Ihre Wirbelsäule entspannt auf und den Blick geradeaus. Ihre linke Hand ruht auf dem linken Oberschenkel.
> Heben Sie die rechte Hand zur Nase, und winkeln Sie Zeige- und Mittelfinger an, so dass ihre Spitzen die Handfläche berühren.
> Atmen Sie tief ein, und verschließen Sie danach das rechte Nasenloch mit dem Daumen, so dass Sie nur durch das linke Nasenloch ausatmen.
> Lassen Sie den Daumen an seinem Platz, und atmen Sie durch das linke Nasenloch ein. Dann lösen Sie den Daumen langsam und verschließen mit Ringfinger und kleinem Finger das linke Nasen-

loch, so dass Sie jetzt lediglich durch das rechte Nasenloch ausatmen.
> Nun bleiben Ringfinger und kleiner Finger an ihrem Platz, und Sie atmen nur durch das rechte Nasenloch ein.
> Wechseln Sie die Finger immer zwischen Einatmung und Ausatmung. Achten Sie dabei auf Ihren Atmen und sein Kommen und Gehen.
> Atmen Sie langsam einige Minuten lang weiter, bis Ihre Aufmerksamkeit nachlässt oder Ihr Arm ermüdet. Dann atmen Sie ein letztes Mal nur durch das linke Nasenloch ein und zum Abschluss durch beide Nasenlöcher aus.

Darauf sollten Sie achten:

>> *Nehmen Sie den Lotussitz nur ein, wenn Sie wirklich mühelos darin sitzen können. Bei Schmerzen und vor allem, wenn Sie unter Knieproblemen leiden, sollten Sie auf eine andere Haltung ausweichen.*
>> *Sitzen Sie aufrecht, und halten Sie den rechten Arm locker ein Stück vom Körper entfernt. Wenn er am Körper anliegt, könnte er die Atmung behindern.*
>> *Atmen Sie ruhig, und lassen Sie den Atem ganz natürlich fließen.*

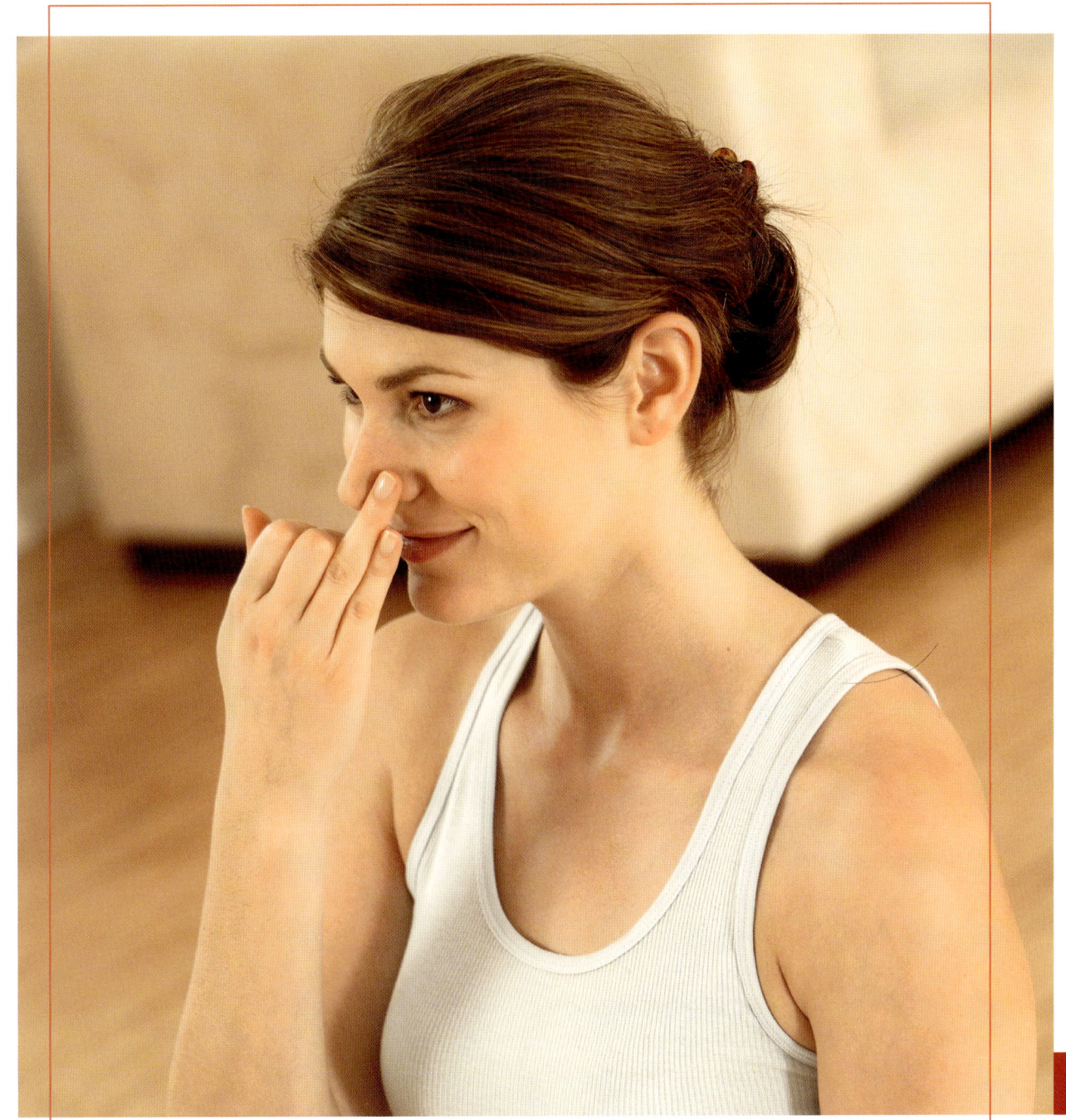

Wippen und Schütteln

WAS ZEICHNET DIESE ÜBUNG AUS?

> Das Wippen und Schütteln ist vor allem für Menschen, die sich gerne bewegen, eine hervorragende Entspannungsmethode: Sie müssen dabei weder still sitzen und sich konzentrieren noch bestimmte Muskelgruppen anspannen. Die Übung lässt sich auch sehr gut zu schwungvoller, anregender Musik durchführen, die Sie noch schneller auf andere Gedanken bringt.

SO WIRD'S GEMACHT

> Das Wippen und Schütteln wird im Stehen durchgeführt. Falls Sie mit Musik üben, spielen Sie zu dieser Übung ein schnelles, rhythmisches Stück Ihrer Wahl ab.
> Stellen Sie sich mit schulterbreit geöffneten Füßen aufrecht hin, die Zehenspitzen zeigen schräg nach außen. Die Arme hängen locker herab, die Augen bleiben geöffnet.
> Wiederholen Sie die beiden Teile der Übung im Wechsel jeweils drei Mal.

WIPPEN

> Heben Sie Ihre Fersen vom Boden ab, so weit Sie können, so dass Sie nur noch auf Zehen und Zehenballen stehen.

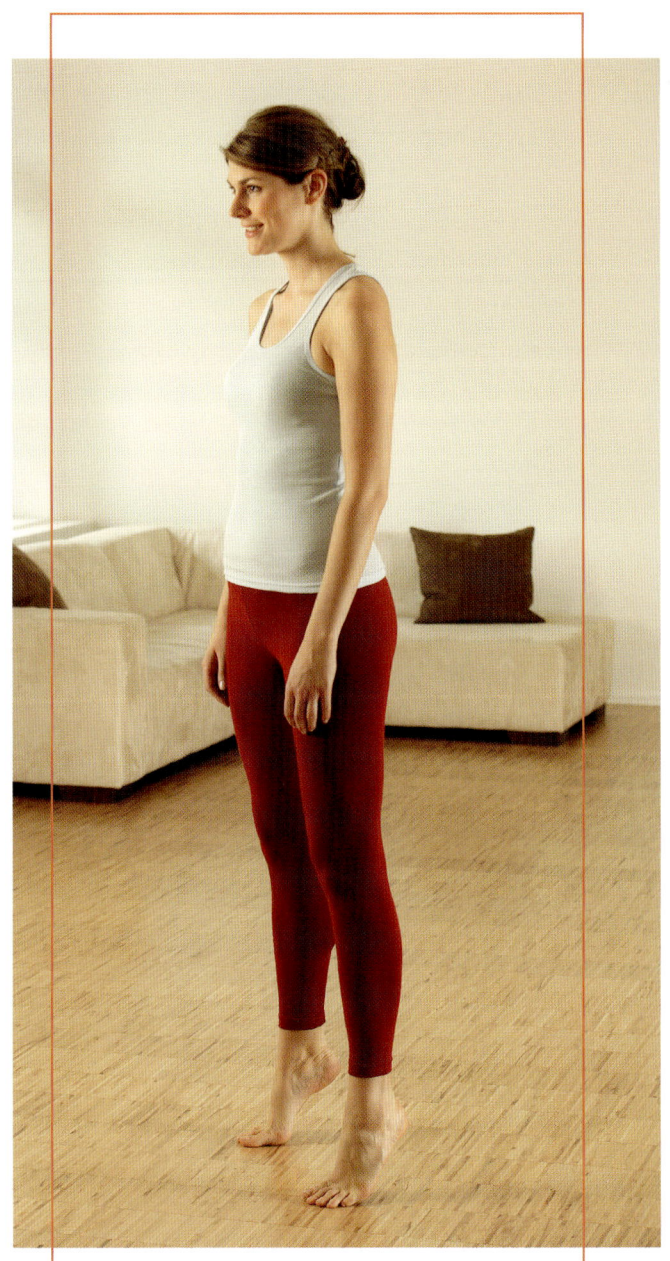

> Heben Sie die Arme leicht geöffnet hoch über den Kopf, die Finger sind dabei gespreizt und weisen nach oben.

> Dann wippen Sie in schnellem Rhythmus oder im Takt zur Musik auf und ab, wobei die Fersen niemals den Boden berühren. Die gestreckten Arme unterstützen dabei die Aufwärts-Bewegungen.

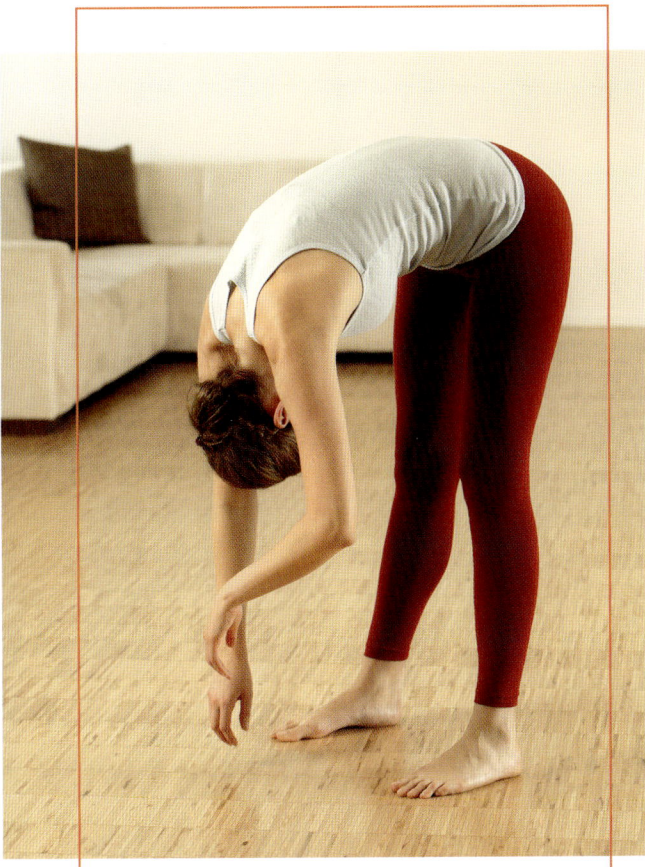

> Wippen Sie mindestens acht Mal auf diese Weise auf und ab.

SCHÜTTELN

> Setzen Sie danach die Fersen wieder auf den Boden und lassen Sie die Arme sinken.

> Beugen Sie den Oberkörper locker nach vorne, und strecken Sie auch die Arme in Verlängerung des Kopfes nach vorne. Lassen Sie den Kopf nach unten hängen.

> Schütteln Sie die Arme im Wechsel kräftig aus, und lassen Sie Ihren Oberkörper dabei entspannt mitschwingen.

> Wiederholen Sie das Schütteln ebenso lange wie vorher das Wippen.

Darauf sollten Sie achten:

>> *Wichtig ist, dass Sie genügend Platz für die Übung haben. Falls Sie beim Wippen doch einmal das Gleichgewicht verlieren, sollten keine scharfkantigen Möbelstücke in der Nähe stehen, an denen Sie sich verletzen könnten.*

>> *Atmen Sie während der Übung tief und kräftig durch. Atmen Sie durch die Nase ein und durch Mund und Nase wieder aus.*

Entspannende Aromen

WAS ZEICHNET DIESE ÜBUNG AUS?

> Die Anwendung von entspannenden Düften ist keine Abschalt-Übung im eigentlichen Sinn – Sie können duftende Aromen selbstverständlich gerade auch dann einsetzen, wenn Sie etwas für Ihre Entspannung tun möchten, *während* Sie mit etwas anderem beschäftigt sind.

> Was wir riechen, versorgt nicht nur unser Gehirn mit Informationen, sondern es hat durch die Verbindung von Geruchsnerv und Limbischem System auch Einfluss auf unsere Stimmung und unser Befinden. Die Aromatherapie macht sich diese Wirkung von Düften zunutze, um das Wohlbefinden zu steigern und verschiedene Beschwerden zu lindern.

> Dabei kommen vor allem ätherische Öle aus Pflanzen zum Einsatz. Ätherische Öle werden vorwiegend durch Destillation aus bestimmten Pflanzenteilen gewonnen, also nicht nur aus den Blüten, sondern je nach Pflanze auch aus Früchten, Blättern und manchmal sogar der Rinde oder dem Holz. Diese Öle enthalten eine Vielzahl von Inhaltsstoffen, die in ihren spezifischen Kombinationen bestimmte psychische wie auch körperliche Wirkungen hervorrufen. So gibt es auch eine Reihe von ätherischen Ölen, die besonders entspannend und beruhigend wirken.

Darauf sollten Sie achten:

>> Verwenden Sie ausschließlich naturreine ätherische Öle. Synthetisch hergestellte »Duftöle« haben nicht die erwünschte Wirkung und enthalten manchmal sogar ungesunde Inhaltsstoffe.

>> Lassen Sie Duftlampen nicht unbeaufsichtigt brennen, und stellen Sie sie außerhalb der Reichweite von Kindern auf.

>> Verwenden Sie nur Düfte, die Ihnen auch behagen – selbst die idealste Duftkombination kann nur schwerlich zu Ihrer Entspannung beitragen, wenn Ihnen das Aroma einfach nicht zusagt.

SO WIRD'S GEMACHT

> Zum Entspannen können Sie ätherische Öle auf mehrere Arten nutzen: indem Sie ein duftendes Massageöl verwenden (z. B. Seite 90), ein Körperöl mischen oder einen aromatischen Badezusatz zubereiten. Am einfachsten ist ihre Anwendung jedoch in der Duftlampe.

> Die folgenden ätherischen Öle eignen sich dafür am besten:

> Lavendel (*Lavandula officinalis, Lavandula vera*)

> Melisse (*Melissa officinalis*)

> Römische Kamille (*Chamaemelum nobile*)

> Rose (*Rosa damascena, Rosa centifolia)*

> Ylang Ylang (*Cananga odorata*)

ANWENDUNG IN DER DUFTLAMPE

> Am einfachsten ist die Verwendung ätherischer Öle in einer Duftlampe, die Ihr Wohnzimmer oder Ihr Büro ganz von allein mit ihrem Wohlgeruch erfüllt. Duftlampen gibt es in vielen Farben und Formen, und vielleicht haben Sie das passende Modell ja schon gefunden.

> Besonders bei der abwechselnden Verwendung verschiedener Düfte empfiehlt es sich, die Duftlampe regelmäßig mit Alkohol oder einem speziellen Reinigungsmittel zu reinigen.

> Wählen Sie eines oder eine Kombination von bis zu drei der oben genannten ätherischen Öle für die Anwendung in der Lampe aus. Nun müssen Sie nur noch Wasser in den Wasserbehälter geben, das Teelicht entzünden und (je nach Größe der Duftlampe und des Raumes) fünf bis zehn Tropfen ätherisches Öl hineingeben – und schon entfalten sich die zarten, entspannenden Düfte!

> Wenn Sie einen Duft zum ersten Mal verwenden, probieren Sie ihn besser zunächst einmal in geringer Dosierung aus. Tasten Sie sich dann langsam an die ideale Duftintensität heran.

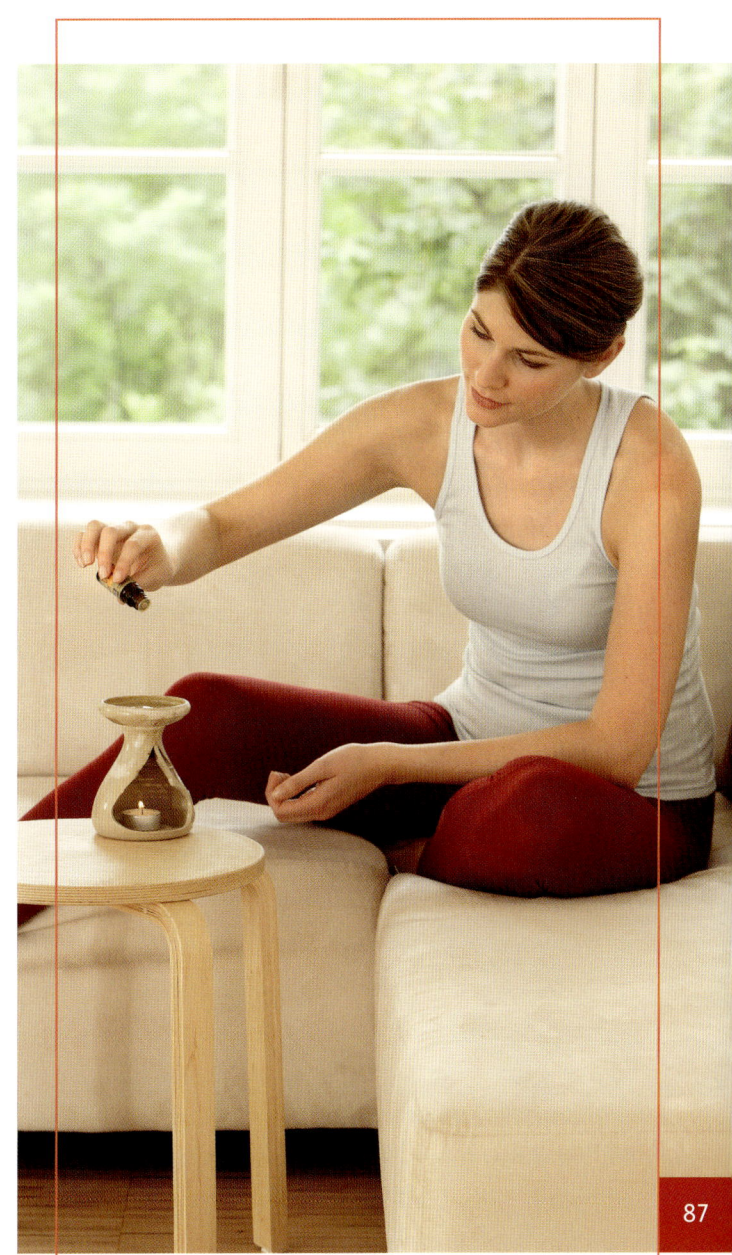

Abwarten und Tee trinken

WAS ZEICHNET DIESE ÜBUNG AUS?

> Schon in der japanischen Tee-Zeremonie dient der Genuss von frisch zubereitetem Tee dazu, eine Insel der Ruhe und Kontemplation im Alltag zu schaffen. Eine Tasse Tee kann hervorragend dabei helfen, eine kleine Pause einzulegen und den Tag zu entschleunigen – und das funktioniert zum Glück sogar mit viel weniger Aufwand als in der klassischen japanischen Variante.

> Den besten Effekt hat diese kleine »Übung«, wenn Sie sie regelmäßig jeden Tag durchführen. Halten Sie also möglichst oft zur gleichen Zeit oder bei der gleichen Gelegenheit Ihre persönliche »Tea-Time« ab.

SO WIRD'S GEMACHT

> Sie benötigen heißes Wasser, guten Tee, ein Tablett und eine bequeme Sitzgelegenheit.

> Grüner Tee eignet sich besonders gut für eine vitalisierende Tee-Pause, da er sanft anregend wirkt, ohne den Körper zu sehr aufzuputschen.

> Achten Sie darauf, Ihre kleine Tee-Zeremonie in einer ruhigen, friedlichen Atmosphäre abzuhalten. Je weniger Dinge in Ihrem Blickfeld herumliegen, desto besser. Mit etwas Musik, einer Kerze oder ein paar Blumen können Sie Ihre Tee-Pause weiter ver-

schönern – oder Sie verlegen Sie gleich nach draußen in den Garten oder auf den Balkon.

> Betrachten Sie die Zubereitung des Tees nicht als bloße Vorbereitung. Wie in der japanischen Tee-Zeremonie ist sie bereits der Auftakt und sollte daher bewusst und in aller Ruhe erfolgen.

> Ihre Pause beginnt in dem Moment, in dem Sie Wasser aufsetzen, Ihre Lieblingstasse aus dem Schrank und die Teeblätter oder Teebeutel zur Hand nehmen. Achten Sie bereits jetzt auf das feine Aroma, das der getrocknete Tee verströmt. So kommen Sie schnell im Hier und Jetzt an, fern aller Hektik und Eile.

> Lassen Sie das Wasser vor dem Aufguss einen Moment abkühlen, da Grüner Tee nicht mit ko-

Gut zu wissen:

>> *Anstelle von Grünem Tee können Sie natürlich ebenso gut Schwarztee oder einen Kräuter- bzw. Früchtetee trinken, wenn er Ihnen besser schmeckt.*

>> *Probieren Sie auch von Grünem Tee ab und zu verschiedene Sorten – so haben Ihre Geschmacksknospen Abwechslung, und die Tee-Zeremonie wird niemals langweilig.*

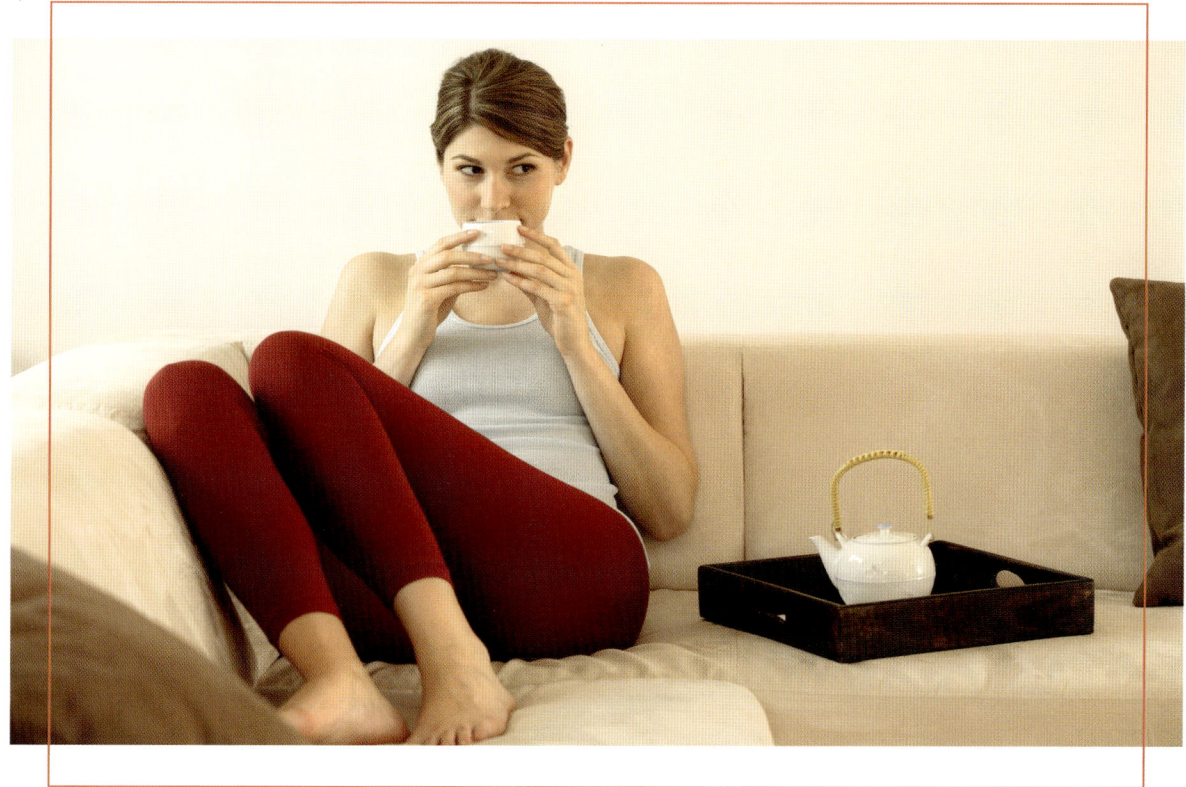

chend heißem Wasser zubereitet werden sollte. Nutzen Sie diese Zeit, um alles, was Sie brauchen, auf einem Tablett zu Ihrem Sitzplatz zu tragen.

> Übergießen Sie dort den Tee mit heißem Wasser, und lassen Sie ihn zwei bis drei Minuten lang ziehen. Beobachten Sie, wie sich sein Duft ausbreitet und das Wasser in der Tasse langsam seine Farbe annimmt.

> Dann nehmen Sie den Teebeutel oder das Teesieb heraus. Bei Grüntee können Sie dieselben Teeblätter ein zweites und sogar drittes Mal aufgießen. Das Aroma wird dabei jedes Mal etwas milder.

> Wenn Sie möchten, können Sie den Tee nach Geschmack leicht süßen.

SCHLUCK FÜR SCHLUCK GENIEßEN

> Trinken Sie Ihren Tee langsam und in kleinen Schlucken, und gestatten Sie es sich dabei, ganz zu sich und zur Ruhe zu kommen. Konzentrieren Sie sich nur auf den Geschmack des Tees in Ihrem Mund, auf seinen Duft und auf die feinen Nuancen seines Aromas. Lehnen Sie sich bequem zurück, und genießen Sie mit allen Sinnen diese kleine Auszeit vom Alltag.

Rosenöl-Nackenmassage

WAS ZEICHNET DIESE ÜBUNG AUS?

> Diese Selbstmassage ist sehr angenehm, wenn die Nackenmuskeln nach einem langen Tag am Schreibtisch verkrampft sind und schmerzen. Der Duft von Rosenöl beruhigt zusätzlich und sorgt dafür, dass die Massage nicht nur auf die Muskeln, sondern auch auf die Psyche wohltuend wirkt.

SO WIRD'S GEMACHT

> Mischen Sie als Massageöl einen Tropfen ätherisches Rosenöl mit einem Teelöffel süßes Mandelöl oder Jojobaöl. Falls Sie ein anderes Öl verwenden

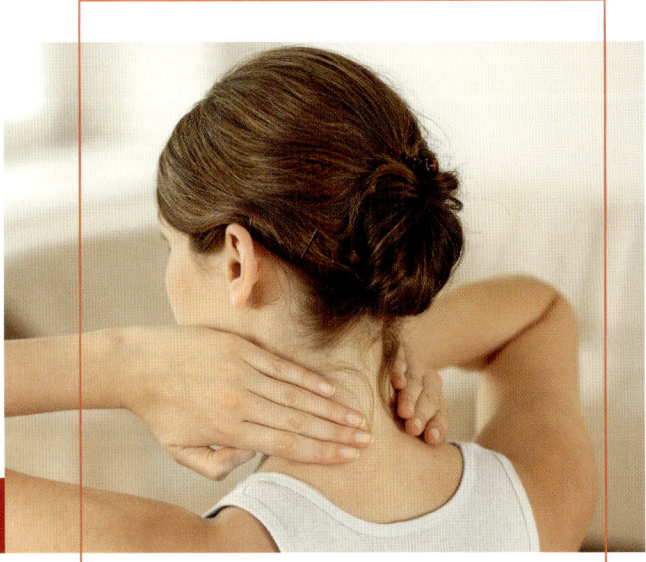

Darauf sollten Sie achten:

>> *Falls Sie zu Allergien neigen, sollten Sie Massageöl vor der ersten Anwendung immer auf seine Verträglichkeit testen, indem Sie etwas Öl in der Armbeuge auftragen. Falls sich in der folgenden Viertelstunde eine Rötung, Brennen oder Juckreiz einstellt, sollten Sie ein anderes Massageöl verwenden.*

möchten, wählen Sie eines, das entspannend duftet (siehe auch Seite 86).

> Setzen Sie sich für die Massage mit aufrechtem Rücken auf einen Stuhl, und ziehen Sie Bluse oder T-Shirt aus, um sie vor Ölflecken zu schützen.

DEN NACKEN AUSSTREICHEN

> Verteilen Sie etwas Massageöl zwischen Ihren Fingern, und streichen Sie mehrmals gleichzeitig mit den Fingerkuppen beider Hände sanft vom Haaransatz im Nacken links und rechts der Wirbelsäule zu den Schultern. Steigern Sie dabei langsam den Druck.

> Dann setzen Sie Ihre Fingerkuppen links und rechts der Wirbelsäule so weit unten zwischen den Schulterblättern an, wie Sie problemlos reichen

können. Streichen Sie mit leichtem Druck ein kurzes Stück von der Wirbelsäule weg, setzen Sie die Finger ab und wiederholen Sie die Bewegung jeweils etwas höher, bis Sie den Haaransatz erreichen.

DEN NACKEN KNETEN

> Legen Sie nun die rechte Hand flach in den Nacken, so dass die Finger quer zur Wirbelsäule liegen. Kneten Sie dann zwischen den Fingerkuppen und dem Daumenballen die Nackenmuskeln, wobei Sie Ihre Hand leicht auf und ab wandern lassen, um den gesamten Nacken zu erreichen. Üben Sie dabei keinen direkten Druck auf die Wirbelsäule aus, sondern nur auf die Muskeln links und rechts davon.

> Zuletzt streichen Sie ein Mal langsam mit sanftem Druck vom Haaransatz über den Nacken und quer über die Schulter nach vorne bis zum rechten Schlüsselbein.

> Dann wiederholen Sie das Kneten mit der linken Hand und streichen zum Abschluss mit der linken Hand vom Haaransatz über den Nacken und die Schulter bis zum linken Schlüsselbein.

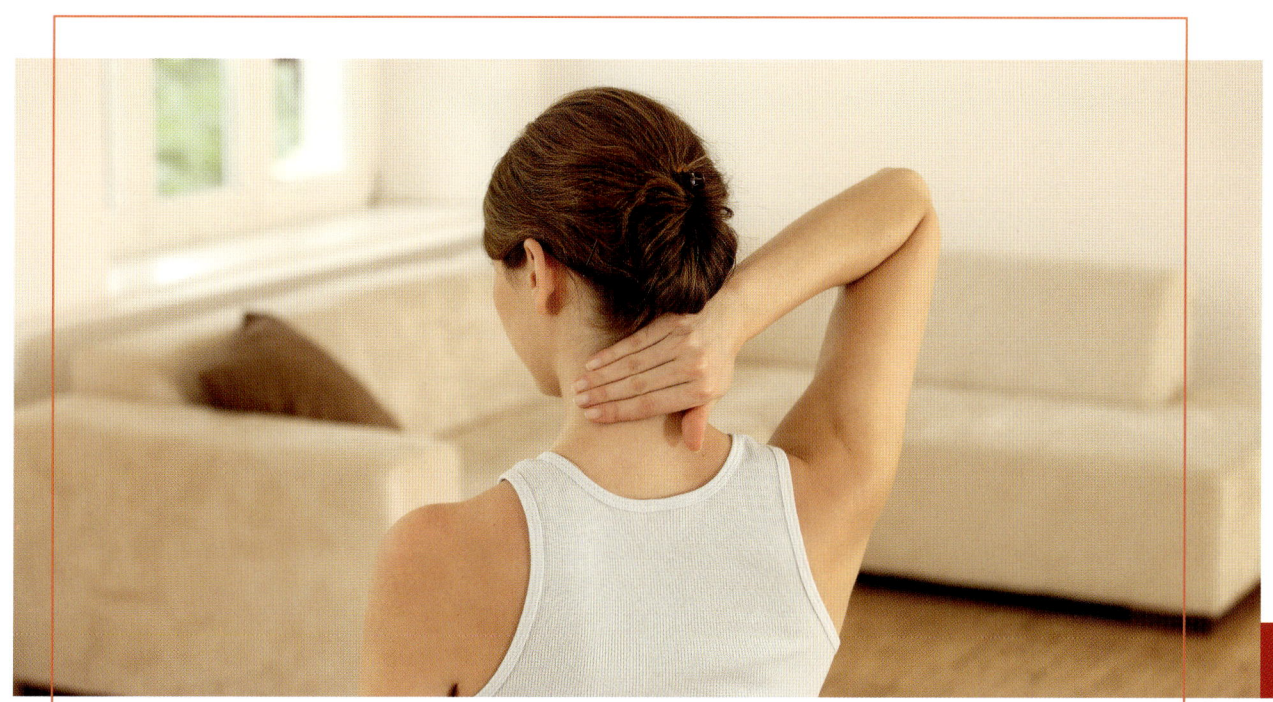

Die Erde streicheln

WAS ZEICHNET DIESE ÜBUNG AUS?

> Diese Übung stammt aus dem chinesischen Qi Gong und dient vor allem dazu, schmerzhafte Verspannungen im Rücken und in den Schultern zu lockern. Sie ist so einfach, dass sie selbst im Büro schnell einmal gemacht werden kann – aber ihre Wirkung ist dafür wirklich beeindruckend.

SO WIRD'S GEMACHT

> »Die Erde streicheln« wird im Stehen durchgeführt und benötigt keinerlei Hilfsmittel. Sie brauchen lediglich genug Platz, um sich nach vorne zu beugen.
> Stellen Sie sich aufrecht hin, und lassen Sie die Arme locker neben dem Körper herabhängen. Die Füße stehen schulterbreit nebeneinander, und die Knie sind leicht gebeugt.

DIE ERDE STREICHELN

> Lassen Sie langsam Ihren Kopf, die Schultern und die Arme nach vorne sinken, und beugen Sie sich Wirbel für Wirbel vornüber.
> Lassen Sie Kopf und Arme dabei einfach nur hängen, und geben Sie sich ganz der Schwerkraft hin. Beugen Sie sich nur so weit vor, wie es ohne Anstrengung möglich ist – Sie müssen nicht den

Boden berühren, sondern Oberkörper und Arme einfach nur hängen lassen.
> Dann beschreiben Sie mit dem Oberkörper und den Armen zuerst nach links, dann nach rechts

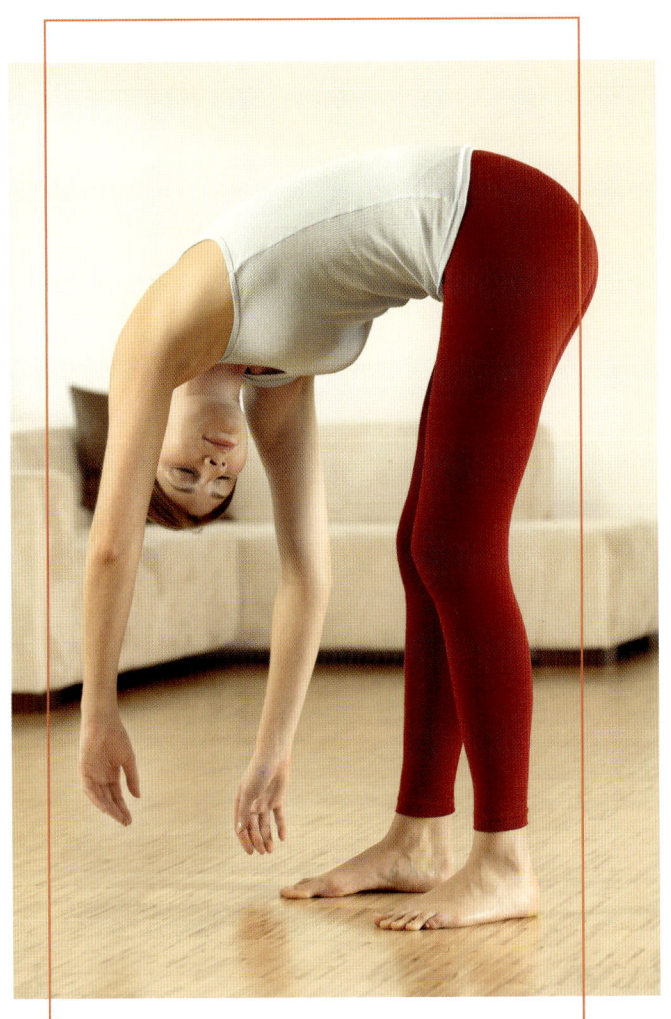

einen kleinen Bogen. Die Arme hängen dabei locker herab, die Bewegung kommt nur aus dem Rücken. Achten Sie darauf, dass sich die Hüfte nicht mitdreht.

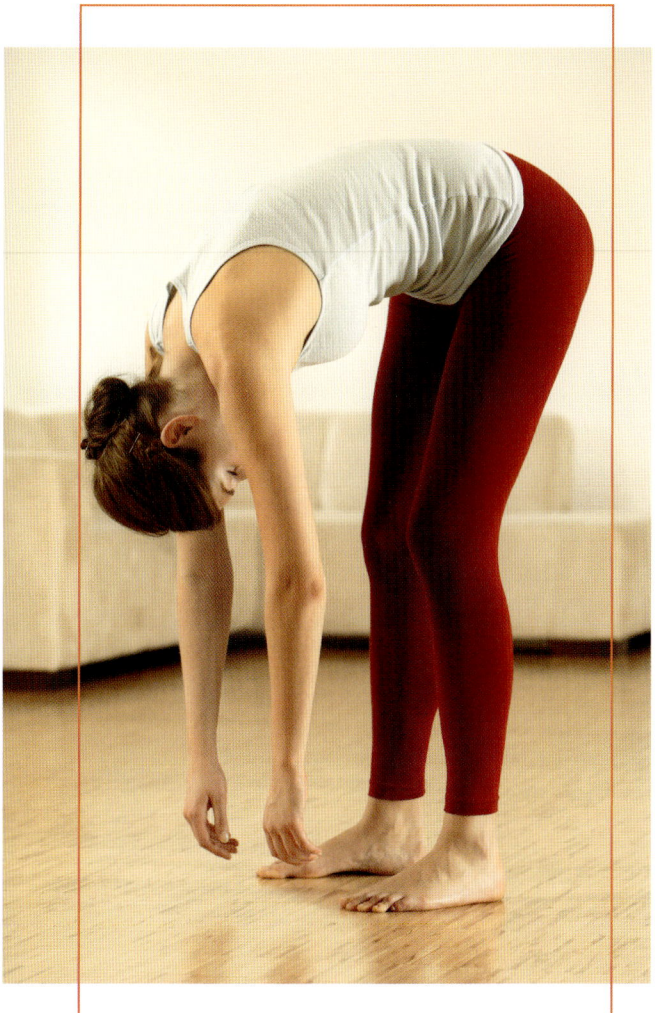

WIRBEL FÜR WIRBEL AUFRICHTEN

> Kehren Sie zur Mitte zurück, und richten Sie sich langsam wieder auf. Stellen Sie sich dabei vor, wie Ihr Körper Wirbel für Wirbel emporgezogen wird, während Kopf und Arme bis zum Schluss locker nach unten hängen. Richten Sie zuerst Ihr Becken auf, dann Wirbel für Wirbel den unteren Rücken, den Brustkorb und schließlich den Nacken.

> Zuletzt heben Sie den Kopf und richten Ihren Blick leicht nach oben. Gleichzeitig öffnen Sie den Brustkorb, indem Sie die Schulterblätter für einen Moment leicht nach hinten und unten ziehen.

Register

Literatur

Rehm-Schweppe, Rahel: Massage-Quickies. blv, München 2008
Grasberger, Delia/Schweppe, Ronald: Richtig atmen. Spannungen lösen – Energie tanken. blv, München 2006
Schwarz, Anja/Schwarz, Aljoscha: Muskelentspannung nach Jacobson. Stress abbauen – die Gesundheit stärken. blv, München 2007
Xiaoheng, He: Akupressur für Einsteiger. Mit sanftem Fingerdruck gegen Alltagsbeschwerden. blv, München 2007

Über die Autorin

Babette Geiger, geboren 1978, studierte Ethnologie und beschäftigt sich seit vielen Jahren mit Entspannungstechniken, insbesondere mit fernöstlichen Methoden wie Yoga, Qi Gong und Akupressur. Nachdem sie einige Jahre in Spanien verbracht hat, lebt sie heute als freie Autorin in München.

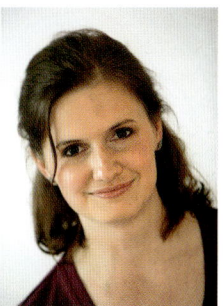

Impressum

Bibliographische Information der Deutschen Bibliothek

Die Deutsche Bibliothek verzeichnet diese Publikation in der Deutschen Nationalbibliographie; detaillierte bibliographische Daten sind im Internet über http://dnb.ddb.de abrufbar.

BLV Buchverlag GmbH & Co. KG
80797 München

© 2009 BLV Buchverlag GmbH & Co. KG, München

Bildnachweis: Alle Fotos von Ulli Seer

Umschlagillustration: Gudrun Bürgin
Umschlagfotos Rückseite: Ulli Seer

Lektorat: Manuela Stern, Ruth Wiebusch
Herstellung: Angelika Tröger
Layoutkonzept Innenteil: Sabine Fuchs, fuchs_design, München
Layout und Satz: Uhl + Massopust, Aalen

Printed in Italy
ISBN 978-3-8354-0473-1

Hinweis
Das vorliegende Buch wurde sorgfältig erarbeitet. Dennoch erfolgen alle Angaben ohne Gewähr. Weder Autorin noch Verlag können für eventuelle Nachteile oder Schäden, die aus den im Buch vorgestellten Informationen resultieren, eine Haftung übernehmen.

Schnell eine gute Figur machen

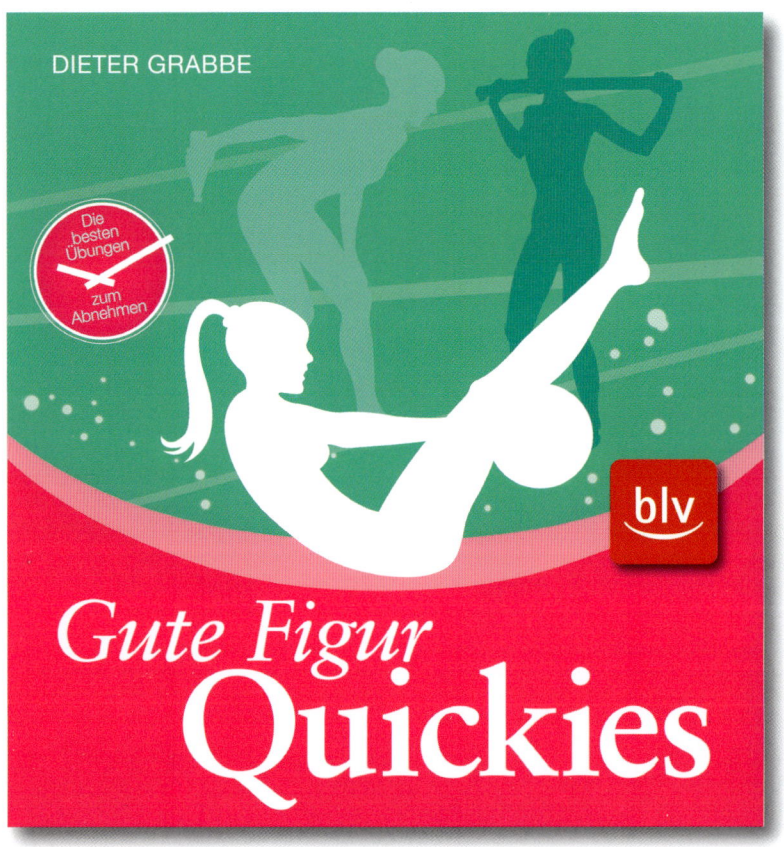

Dieter Grabbe
Gute-Figur-Quickies
In kurzer Zeit mit geringem Aufwand große Erfolge erzielen:
34 Übungen, die die Fettverbrennung ankurbeln und den
Körper formen · Mit Übungsprogrammen für das gezielte
Problemzonen-Training · Ernährungstipps zum Energietanken.
ISBN 978-3-8354-0428-1

Bücher fürs Leben.